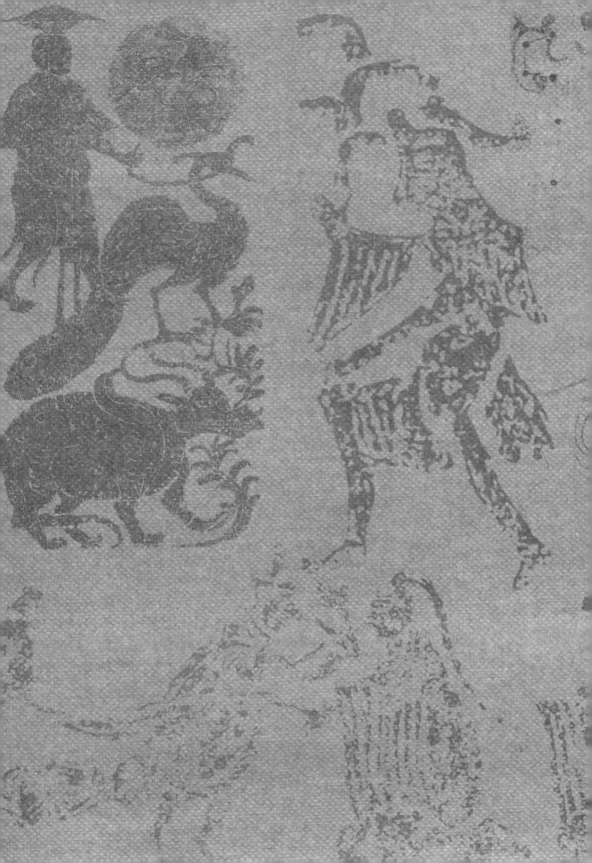

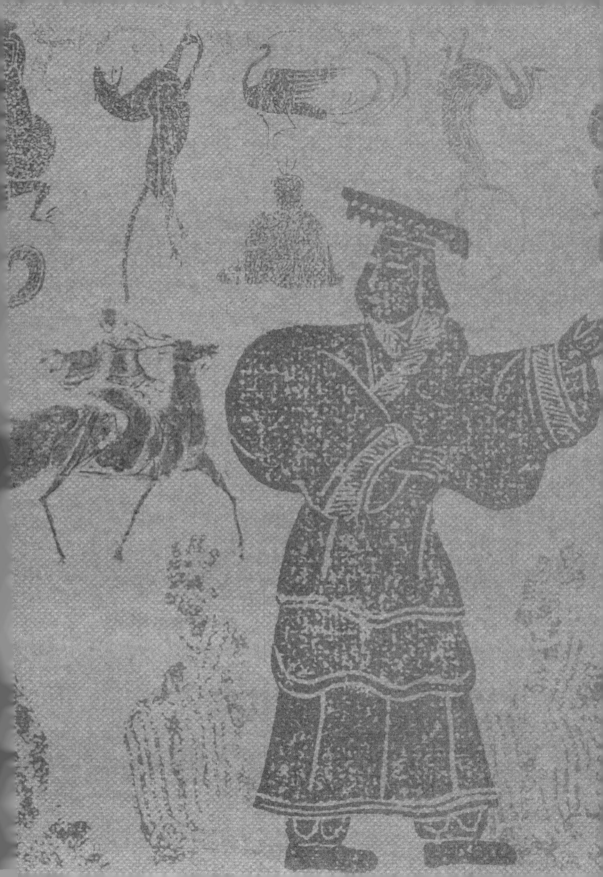

中国古医籍整理丛书

医 便

明·王三才　饶景曜　重辑

明·张受礼　姚学颜　重订

董少萍　向　楠　校注

中国中医药出版社

·北 京·

图书在版编目（CIP）数据

医便/（明）王三才，饶景曜重辑；（明）张受礼，姚学颜重订；董少萍，向楠校注.—北京：中国中医药出版社，2015.12

（中国古医籍整理丛书）

ISBN 978－7－5132－2244－0

Ⅰ.①医…　Ⅱ.①王…　②饶…　③张…　④姚…　⑤董…⑥向…　Ⅲ.①验方－汇编－中国－古代　Ⅳ.①R289.5

中国版本图书馆 CIP 数据核字（2014）第 292045 号

中 国 中 医 药 出 版 社 出 版
北京市朝阳区北三环东路 28 号易亨大厦 16 层
邮政编码　100013
传真　010 64405750
三河市鑫金马印装有限公司印刷
各地新华书店经销

＊

开本 710×1000　1/16　印张 15　字数 80 千字
2015 年 12 月第 1 版　2015 年 12 月第 1 次印刷
书　号　ISBN 978－7－5132－2244－0

＊

定价　45.00 元
网址　www.cptcm.com

如有印装质量问题请与本社出版部调换
版权专有　侵权必究
社长热线　010 64405720
购书热线　010 64065415　010 64065413
微信服务号　zgzyycbs
书店网址　csln.net/qksd/
官方微博　http://e.weibo.com/cptcm
淘宝天猫网址　http://zgzyycbs.tmall.com

国家中医药管理局
中医药古籍保护与利用能力建设项目
组织工作委员会

主 任 委 员 王国强

副 主 任 委 员 王志勇 李大宁

执 行 主 任 委 员 曹洪欣 苏钢强 王国辰 欧阳兵

执行副主任委员 李 昱 武 东 李秀明 张成博

委 员

各省市项目组分管领导和主要专家

（山东省）武继彪 欧阳兵 张成博 贾青顺

（江苏省）吴勉华 周仲瑛 段金廞 胡 烈

（上海市）张怀琼 季 光 严世芸 段逸山

（福建省）阮诗玮 陈立典 李灿东 纪立金

（浙江省）徐伟伟 范永升 柴可群 盛增秀

（陕西省）黄立勋 呼 燕 魏少阳 苏荣彪

（河南省）夏祖昌 刘文第 韩新峰 许敬生

（辽宁省）杨关林 康廷国 石 岩 李德新

（四川省）杨殿兴 梁繁荣 余曙光 张 毅

各项目组负责人

王振国（山东省） 王旭东（江苏省） 张如青（上海市）

李灿东（福建省） 陈勇毅（浙江省） 焦振廉（陕西省）

蔡永敏（河南省） 鞠宝兆（辽宁省） 和中浚（四川省）

项目专家组

顾　问　马继兴　张灿玾　李经纬

组　长　余瀛鳌

成　员　李致忠　钱超尘　段逸山　严世芸　鲁兆麟
　　　　郑金生　林端宜　欧阳兵　高文柱　柳长华
　　　　王振国　王旭东　崔　蒙　严季澜　黄龙祥
　　　　陈勇毅　张志清

项目办公室（组织工作委员会办公室）

主　任　王振国　王思成

副主任　王振宇　刘群峰　陈榕虎　杨振宁　朱毓梅
　　　　刘更生　华中健

成　员　陈丽娜　邱　岳　王　庆　王　鹏　王春燕
　　　　郭瑞华　宋咏梅　周　扬　范　磊　张永泰
　　　　罗海鹰　王　爽　王　捷　贺晓路　熊智波

秘　书　张丰聪

前　言

　　中医药古籍是传承中华优秀文化的重要载体，也是中医学传承数千年的知识宝库，凝聚着中华民族特有的精神价值、思维方法、生命理论和医疗经验，不仅对于传承中医学术具有重要的历史价值，更是现代中医药科技创新和学术进步的源头和根基。保护和利用好中医药古籍，是弘扬中国优秀传统文化、传承中医学术的必由之路，事关中医药事业发展全局。

　　1949 年以来，在政府的大力支持和推动下，开展了系统的中医药古籍整理研究。1958 年，国务院科学规划委员会古籍整理出版规划小组在北京成立，负责指导全国的古籍整理出版工作。1982 年，国务院古籍整理出版规划小组召开全国古籍整理出版规划会议，制定了《古籍整理出版规划（1982—1990）》，卫生部先后下达了两批 200 余种中医古籍整理任务，掀起了中医古籍整理研究的新高潮，对中医文化与学术的弘扬、传承和发展，发挥了极其重要的作用，产生了不可估量的深远影响。

　　2007 年《国务院办公厅关于进一步加强古籍保护工作的意见》明确提出进一步加强古籍整理、出版和研究利用，以及

"保护为主、抢救第一、合理利用、加强管理"的方针。2009年《国务院关于扶持和促进中医药事业发展的若干意见》指出，要"开展中医药古籍普查登记，建立综合信息数据库和珍贵古籍名录，加强整理、出版、研究和利用"。《中医药创新发展规划纲要（2006—2020）》强调继承与创新并重，推动中医药传承与创新发展。

2003～2010年，国家财政多次立项支持中国中医科学院开展针对性中医药古籍抢救保护工作，在中国中医科学院图书馆设立全国唯一的行业古籍保护中心，影印抢救濒危珍本、孤本中医古籍1640余种；整理发布《中国中医古籍总目》；遴选351种孤本收入《中医古籍孤本大全》影印出版；开展了海外中医古籍目录调研和孤本回归工作，收集了11个国家和2个地区137个图书馆的240余种书目，基本摸清流失海外的中医古籍现状，确定国内失传的中医药古籍共有220种，复制出版海外所藏中医药古籍133种。2010年，国家财政部、国家中医药管理局设立"中医药古籍保护与利用能力建设项目"，资助整理400余种中医药古籍，并着眼于加强中医药古籍保护和研究机构建设，培养中医古籍整理研究的后备人才，全面提高中医药古籍保护与利用能力。

在此，国家中医药管理局成立了中医药古籍保护和利用专家组和项目办公室，专家组负责项目指导、咨询、质量把关，项目办公室负责实施过程的统筹协调。专家组成员对古籍整理研究具有丰富的经验，有的专家从事古籍整理研究长达70余年，深知中医药古籍整理研究的重要性、艰巨性与复杂性，履行职责认真务实。专家组从书目确定、版本选择、点校、注释等各方面，为项目实施提供了强有力的专业指导。老一辈专家的学术水平和智慧，是项目成功的重要保证。项目承担单位山东中医药大学、南京中医药大学、上海中医药大学、福建中医药大学、浙江省中医药研究院、陕西省中医药研究院、河南省中医药研究院、辽宁中医药大学、成都中医药大学及所在省市中医药管理部门精心组织，充分发挥区域间互补协作的优势，并得到承担项目出版工作的中国中医药出版社大力配合，全面推进中医药古籍保护与利用网络体系的构建和人才队伍建设，使一批有志于中医学术传承与古籍整理工作的人才凝聚在一起，研究队伍日益壮大，研究水平不断提高。

本着"抢救、保护、发掘、利用"的理念，该项目重点选择近60年未曾出版的重要古医籍，综合考虑所选古籍的保护价值、学术价值和实用价值。400余种中医药古籍涵盖了医经、基础理论、诊法、伤寒金匮、温病、本草、方书、内科、外科、女科、儿科、伤科、眼科、咽喉口齿、针灸推拿、养生、医案医话医论、医史、临证综合等门类，跨越唐、宋、金元、明以迄清末。全部古籍均按照项目办公室组织完成的行业标准《中医古籍整理规范》及《中医药古籍整理细则》进行整理校注，绝大多数中医药古籍是第一次校注出版，一批孤本、稿本、抄本更是首次整理面世。对一些重要学术问题的研究成果，则集中收录于各书的"校注说明"或"校注后记"中。

"既出书又出人"是本项目追求的目标。近年来，中医药古籍整理工作形势严峻，老一辈逐渐退出，新一代普遍存在整理研究古籍的经验不足、专业思想不坚定等问题，使中医古籍整理面临人才流失严重、青黄不接的局面。通过本项目实施，搭建平台，完善机制，培养队伍，提升能力，经过近5年的建设，锻炼了一批优秀人才，老中青三代齐聚一堂，有效地稳定了研究队伍，为中医药古籍整理工作的开展和中医文化与学术的传承提供必备的知识和人才储备。

本项目的实施与《中国古医籍整理丛书》的出版，对于加强中医药古籍文献研究队伍建设、建立古籍研究平台，提高古籍整理水平均具有积极的推动作用，对弘扬我国优秀传统文化，推进中医药继承创新，进一步发挥中医药服务民众的养生保健与防病治病作用将产生深远影响。

第九届、第十届全国人大常委会副委员长许嘉璐先生，国家卫生计生委副主任、国家中医药管理局局长、中华中医药学会会长王国强先生，我国著名医史文献专家、中国中医科学院马继兴先生在百忙之中为丛书作序，我们深表敬意和感谢。

由于参与校注整理工作的人员较多，水平不一，诸多方面尚未臻完善，希望专家、读者不吝赐教。

国家中医药管理局中医药古籍保护与利用能力建设项目办公室

二○一四年十二月

许 序

"中医"之名立，迄今不逾百年，所以冠以"中"字者，以别于"洋"与"西"也。慎思之，明辨之，斯名之出，无奈耳，或亦时人不甘泯没而特标其犹在之举也。

前此，祖传医术（今世方称为"学"）绵延数千载，救民无数；华夏屡遭时疫，皆仰之以度困厄。中华民族之未如印第安遭染殖民者所携疾病而族灭者，中医之功也。

医兴则国兴，国强则医强。百年运衰，岂但国土肢解，五千年文明亦不得全，非遭泯灭，即蒙冤扭曲。西方医学以其捷便速效，始则为传教之利器，继则以"科学"之冕畅行于中华。中医虽为内外所夹击，斥之为蒙昧，为伪医，然四亿同胞衣食不保，得获西医之益者甚寡，中医犹为人民之所赖。虽然，中国医学日益陵替，乃不可免，势使之然也。呜呼！覆巢之下安有完卵？

嗣后，国家新生，中医旋即得以重振，与西医并举，探寻结合之路。今也，中华诸多文化，自民俗、礼仪、工艺、戏曲、历史、文学，以至伦理、信仰，皆渐复起，中国医学之兴乃属必然。

迄今中医犹为国家医疗系统之辅，城市尤甚。何哉？盖一则西医赖声、光、电技术而于 20 世纪发展极速，中医则难见其进。二则国人惊羡西医之"立竿见影"，遂以为其事事胜于中医。然西医已自觉将入绝境：其若干医法正负效应相若，甚或负远逾于正；研究医理者，渐知人乃一整体，心、身非如中世纪所认定为二对立物，且人体亦非宇宙之中心，仅为其一小单位，与宇宙万象万物息息相关。认识至此，其已向中国医学之理念"靠拢"矣，虽彼未必知中国医学何如也。唯其不知中国医理何如，纯由其实践而有所悟，益以证中国之认识人体不为伪，亦不为玄虚。然国人知此趋向者，几人？

国医欲再现宋明清高峰，成国中主流医学，则一须继承，一须创新。继承则必深研原典，激清汰浊，复吸纳西医及我藏、蒙、维、回、苗、彝诸民族医术之精华；创新之道，在于今之科技，既用其器，亦参照其道，反思己之医理，审问之，笃行之，深化之，普及之，于普及中认知人体及环境古今之异，以建成当代国医理论。欲达于斯境，或需百年欤？予恐西医既已醒悟，若加力吸收中医精粹，促中医西医深度结合，形成 21 世纪之新医学，届时"制高点"将在何方？国人于此转折之机，能不忧虑而奋力乎？

予所谓深研之原典，非指一二习见之书、千古权威之作；就医界整体言之，所传所承自应为医籍之全部。盖后世名医所著，乃其秉诸前人所述，总结终生行医用药经验所得，自当已成今世、后世之要籍。

盛世修典，信然。盖典籍得修，方可言传言承。虽前此 50 余载已启医籍整理、出版之役，惜旋即中辍。阅 20 载再兴整理、出版之潮，世所罕见之要籍千余部陆续问世，洋洋大观。

今复有"中医药古籍保护与利用能力建设"之工程，集九省市专家，历经五载，董理出版自唐迄清医籍，都400余种，凡中医之基础医理、伤寒、温病及各科诊治、医案医话、推拿本草，俱涵盖之。

噫！璐既知此，能不胜其悦乎？汇集刻印医籍，自古有之，然孰与今世之盛且精也！自今而后，中国医家及患者，得览斯典，当于前人益敬而畏之矣。中华民族之屡经灾难而益蕃，乃至未来之永续，端赖之也，自今以往岂可不后出转精乎？典籍既蜂出矣，余则有望于来者。

谨序。

第九届、十届全国人大常委会副委员长

许嘉璐

二〇一四年冬

王 序

　　中医学是中华民族在长期生产生活实践中，在与疾病作斗争中逐步形成并不断丰富发展的医学科学，是中国古代科学的瑰宝，为中华民族的繁衍昌盛作出了巨大贡献，对世界文明进步产生了积极影响。时至今日，中医学作为我国医学的特色和重要医药卫生资源，与西医学相互补充、相互促进、协调发展，共同担负着维护和促进人民健康的任务，已成为我国医药卫生事业的重要特征和显著优势。

　　中医药古籍在存世的中华古籍中占有相当重要的比重，不仅是中医学术传承数千年最为重要的知识载体，也是中医为中华民族繁衍昌盛发挥重要作用的历史见证。中医药典籍不仅承载着中医的学术经验，而且蕴含着中华民族优秀的思想文化，凝聚着中华民族的聪明智慧，是祖先留给我们的宝贵物质财富和精神财富。加强对中医药古籍的保护与利用，既是中医学发展的需要，也是传承中华文化的迫切要求，更是历史赋予我们的责任。

　　2010 年，国家中医药管理局启动了中医药古籍保护与利用能力建设项目。这既是传承中医药的重要工程，也是弘扬优秀民族文化的重要举措，不仅能够全面推进中医药的有效继承和创新发展，为维护人民健康做出贡献，也能够彰显中华民族的璀璨文化，为实现中华民族伟大复兴的中国梦作出贡献。

相信这项工作一定能造福当今，嘉惠后世，福泽绵长。

国家卫生与计划生育委员会副主任

国家中医药管理局局长

中华中医药学会会长

王国强

二〇一四年十二月

马 序

新中国成立以来，党和国家高度重视中医药事业发展，重视古籍的保护、整理和研究工作。自 1958 年始，国务院先后成立了三届古籍整理出版规划小组，分别由齐燕铭、李一氓、匡亚明担任组长，主持制订了《整理和出版古籍十年规划（1962—1972）》《古籍整理出版规划（1982—1990）》《中国古籍整理出版十年规划和"八五"计划（1991—2000）》等，而第三次规划中医药古籍整理即纳入其中。1982 年 9 月，卫生部下发《1982—1990 年中医古籍整理出版规划》，1983 年 1 月，中医古籍整理出版办公室正式成立，保证了中医古籍整理出版规划的实施。2002 年 2 月，《国家古籍整理出版"十五"（2001—2005）重点规划》经新闻出版署和全国古籍整理出版规划领导小组批准，颁布实施。其后，又陆续制定了国家古籍整理出版"十一五"和"十二五"重点规划。国家财政多次立项支持中国中医科学院开展针对性中医药古籍抢救保护工作，文化部在中国中医科学院图书馆专门设立全国唯一的行业古籍保护中心，国家先后投入中医药古籍保护专项经费超过 3000 万元，影印抢救濒危珍、善、孤本中医古籍 1640 余种，开展了海外中医古籍目录调研和孤本回归工作。2010 年，国家财政部、国家中医药管理局安排国家公共卫生专项资金，设立了"中医药古籍保护与利用能力建设项目"，这是继 1982～1986 年第一批、第二批重要中医药古籍整理之后的又一次大规模古籍整理工程，重点整理新中国成立后未曾出版的重要古籍，目标是形成并普及规范的通行本、传世本。

为保证项目的顺利实施，项目组特别成立了专家组，承担咨询和技术指导，以及古籍出版之前的审定工作。专家组中的许多成员虽逾古稀之年，但老骥伏枥，孜孜不倦，不仅对项目进行宏观指导和质量把关，更重要的是通过古籍整理，以老带新，言传身教，培养一批中医药古籍整理研究的后备人才，促进了中医药古籍保护和研究机构建设，全面提升了我国中医药古籍保护与利用能力。

作为项目组顾问之一，我深感中医药古籍保护、抢救与整理工作的重要性和紧迫性，也深知传承中医药古籍整理经验任重而道远。令人欣慰的是，在项目实施过程中，我看到了老中青三代的紧密衔接，看到了大家的坚持和努力，看到了年轻一代的成长。相信中医药古籍整理工作的将来会越来越好，中医药学的发展会越来越好。

欣喜之余，以是为序。

中国中医科学院研究员

马继兴

二〇一四年十二月

校注说明

　　《医便》五卷，明·王三才、饶景曜于万历四十二年（1614）重辑。该书初成于 16 世纪中叶，为二卷本，最初作者待考。现存最早版本为明万历十五年（1587）。是书系作者为医者或居家临证取用之便而辑，取"医弗烦而药足，方弗繁而用备"（《医便·自序》）之意，故名《医便》。

一、编者

　　对于该书最初编者，由于最初版本不存，故后世有多种说法。

1. 王三才、王君赏之说

　　《中国中医古籍总目》著录该书为"明·王三才（君赏）等编"。但经考证，王三才、王君赏并非一人，且生活在明代不同时期。

　　王三才，明代官吏，生卒年不详。浙江萧山人，明万历二十九年（1601）进士。尝官江西提刑按察司按察使。

　　王君赏，明代官吏，生卒年不详。淄川（今山东淄博）人，明嘉靖三十八年（1559）进士。

　　丹波元胤《中国医籍考·方论》三十七载："王氏君赏《医便》二卷，张受礼刊本，存。"并收其自序，题为"巡按陕西监察御史王君赏识"。

　　有记载认为，该书为王君赏中进士后，"游于京师"时得无名氏《医便》废版，于隆庆（1567～1572）年间，巡按陕西为监察御使时（1569）辑刻此书，厘为两卷。因该书辑录众多名家之方及民间有效单方、验方，简便易行，故翻刻者众多。

1587 年刘藩伯（清苑）经补订，再刻于湖南，名其书为《增刻医便》。此说以其序中"辑于王侍御，增于刘藩伯"之语为证。

时至明万历年间，又有王三才得《医便》两卷，与同乡浙江提刑按察司按察使饶景曜、休宁知县张汝懋等人校刻，刊于1614 年，故有《珍本医书集成》误认为"王君赏"即王三才，而"君赏"则为王三才之字。

2. 沈与龄之说

《中医大辞典》"医便"条目下记载："又，明沈与龄亦有《医便》之作，书已佚。"明万历三十年（1602）《医便》吴秀刻本自序中言："是书原为邻家震泽竹亭（沈与龄）先生临终前所赠。"《江南通志·方会传》卷 59 中亦有"沈与龄，号竹亭，吴江人，工医……著《医便》行世"的记载。可见吴秀刻本传自于沈氏无疑。

此外，《贩书偶记续编》载："《医便初集》二卷。明□□□与龄撰，无刻书年月，约崇祯间刊。"可见《医便》确有沈与龄传本且存世。但沈与龄所撰之《医便》是否传承于王君赏所辑之《医便》，由于资料所限而存疑待考。

二、版本

是书流传版本众多。因最初刻本今已不存，故最初版本之体例也无从得知。而现存版本则以两种体例流传于世。

其一，现存最早刻本之体例，即明万历十五年（1587）刘藩伯之《增刻医便》二卷。据汤日昭序言：此为刘藩伯在王君赏本之基础上增补而成。之后有万历三十五年（1606）广东胡桂芳刻本，以及万历四十年黔南沈一中刻本均同此。其体例：先列"饮食论""男女论"，次以病证列方。每一病证前有病证标题，其后为病证概述，再后则列所需用方。

其二，本次整理所用底本之体例。最早见于明万历三十年吴秀刻本。吴秀刻本名《医便初集》，体例也是首列"饮食论""男女论"，但对所载用方则仅以四季证治分类，即"春月诸症治例""夏月诸症治例""秋月诸症治例""冬月诸症治例"，另有"慈幼""济阴""养老"等类别。每类下有证治概述，后列用方。其所选用方与《增刻医便》基本相同。后有洪有助、张汝懋及杨应聘、黄洽中刻本均与吴秀刻本体例相同。

万历四十二年（1614）王三才、饶景曜辑本，乃传承吴秀刻本体例，并将正文二卷分为三卷，另增提纲一卷，禁方一卷。至此《医便》基本定形。后世海阳张受礼、姚学颜重订本，在原书中增加了"凡例"；之后又仿此书体例另辑428方，名《医便二集》；再后又有海阳张懋辰增《脉便》《本草便》各二卷。

本次整理以明万历海阳张受礼、姚学颜重订本为底本，以明万历三十年壬寅（1602）吴秀刻本为主校本，明万历四十二年甲寅（1614）洪有助、张汝懋刻本及杨应聘、黄洽中刻本为参校本。主要采用对校、他校、本校、理校等方法进行校勘。校勘记中对以上校本均作简称，即"吴本""洪本"及"杨本"。

三、学术评价

此书是一部临床实用方书。全书共汇集历代名方226首，并有附方若干。所集名方皆为卓然有效者，其附方多为民间单方、验方。

是书首载"饮食""男女"两篇大论，阐述饮食、房室方面养生之道，旨在防患于未然。治疗重在调补脾胃及滋养阴精，特别强调精神调摄、食补与药物治疗相结合。

第二、三卷"四季诸症治例"，则以《内经》有关四季之论为纲，按病列方，次序井然。第四卷为济阴、慈幼类，分载妇、儿科病方。第五卷为禁方，兼收各类杂方。

全书行文朴实，论述精练。选方实用有效，且多为常用之药而少名贵之品。组方严谨，灵活多变，不拘一格。如卷五禁方，虽仅万灵膏一方，却有 200 余种用法，分治百病，竭尽变化之能，令人叹为观止。因是书取方简约，类型齐备，尤其注重实践，所收方剂绝大多数已经过验证，疗效可靠，故广受欢迎，在明末短短几十年时间内，即有十余种版本面市。

四、校注方法

1. 使用简体字横排，使用现代标点对底本文字重新句读，以利阅读。但某些中医专用字，为避免歧义，则予保留，如"瘀血"不作"淤血"。底本中的大小字照录。

2. 凡底本中确系明显错字、别字，则予以径改，不出校。凡异体字、古字及俗字，均以现代规范字律齐，不出校。

3. 底本中每卷卷首有"海阳，张受礼心如父、姚学颜伯愚父，重订"字样，每卷正文末有"医便卷×终"字样，今删。底本中只有"卷上"，故予删除。

4. 底本中的方位词"左""右"根据排版要求统一改为"下""上"，不出校。

5. 底本中所用药物名称，均以现代标准药名律齐，凡原文药物用俗名、异名者均予径改，不出校。

6. 原书目录只列卷数、分类。为便于读者查阅，目录根据正文补入方名。

序

　　道术①乱而世法②歧，操术③皮④而人心惑。歧故多病，惑则迷方。世之贸贸⑤于对症也，夫岂朝夕。故吾夫子教人拔去病根，而一言蔽之曰：能近取譬，可谓仁之方也已。然则，尧舜之犹病⑥，与支离之神全，其要渺政⑦可想见。如必待卢华越人⑧而后已病，则世所寄命⑨之道盖寡矣。呜呼！此余有感于《医便》之所由作也。按是编为王侍御公按秦时所辑，久之以参知⑩刘公分守⑪吴兴，益广其传。余先公得而宝之，为补其提纲，以资省览。盖故直指⑫陈岷麓公令清溪时所遗也。先公故

　　① 道术：即方术。此源于《庄子·天下篇》中的"天下之治方术者多矣，皆以其有为不可加矣。古之所谓道术者，果恶乎在？"故道教中人常有"道无术不行"的说法。

　　② 世法：社会沿用的习惯常规。

　　③ 操术：谓所执持的处世主张或工作方法。《荀子·不苟》："君子位尊而志恭，心小而道大，所听视者近，而所闻见者远，是何邪？则操术然也。"

　　④ 皮：指表面现象或浮浅的事物。

　　⑤ 贸贸：用来形容不假思索而做出的行为。

　　⑥ 尧舜之犹病：语出《论语·雍也》。意思即就连尧、舜尚且难以做到。

　　⑦ 政：使正确。《管子·法法》："政者，正也。正也者，所以正定万物之命也。"

　　⑧ 卢华越人：即扁鹊、华佗之简称。

　　⑨ 寄命：以重任相委托。《论语·泰伯》："曾子曰：'可以托六尺之孤，可以寄百里之命，临大节而不可夺也……君子人与？君子人也。'" 犹寄身，托身。

　　⑩ 参知：参与主持。《北齐书·司马子如传》："朝夕左右，参知军国。"

　　⑪ 分守：即指古代官职，是按察使、按察分司的别称，又称监司。

　　⑫ 直指：汉武帝时期朝廷设置的专管巡视、处理各地政事的官员，也称"直指使者"。

喜谈医，又时时轸余善病，每计偕①必授与俱行。乃余出入宦邸，尝比于《孝经》、大小学，无须臾敢去案头。而江表②之役，尤十七在呻吟间，反③而④取诸囊中，罔不应手。即不乏习卢华越人而精其传者，大都匪是，则无以佐其不逮，盖近取若斯⑤之效也。惟是纸故墨渝⑥，而俯仰往今，其人又俱为异物，惧其久而失传，故乘息肩⑦稍暇，事复新之。非敢必世之不惑不歧，姑以行吾所信有如此者。

巡按直隶监察御史姚江念之道人徐应登题

奉勒整□徽安等处兵备江西提刑按察司

按察使王三才

奉勒管理宁太分巡兵备浙江提刑按察司

按察使饶景曜同辑

徽州府知府洪有助

同知嵇汝沐

通判郭钟秀

推官李夔龙

休宁县知县张汝懋校

---

① 偕：通"皆"。

② 江表：谓长江以南。

③ 反：通"返"。《说文》："覆也。"《诗·周颂》："福禄来反。"《注》言："福禄之来，反覆不厌也。"

④ 而：助词，相当于"的"。

⑤ 若斯：原来如此，这样。

⑥ 渝：《说文》："变污也。"

⑦ 息肩：指肩头得到休息，比喻卸除负担的责任。

凡　例

内科诸症，悉遵前贤，按经立方。历验者备陈于后，对症服药万不失一。

外科诸症，俱按经络，采取奇方。各照毒名首尾用药，细细开赘。

古怪奇病，医所未载，今悉收。耳目睹闻，开列于下。

海内每出奇方，片时收效者，遍求验过，一一出秘，以济急用。

旧本多有讹义，今悉照古本勘定，庶不误人。

编内方下数目，俱与药方相对，以便检阅。

诸方药味，俱查本草。药力所行何经、何络，君、臣、佐、使之能。并无酷烈之味，以贻后患者。

炮制之法，古本虽详于内，多有可因可革。今得异授并先贤制化之妙，人所未见，采订其中。品味得全其性，服药者效过半矣。

目　录

卷 二

提　纲

补阴丸（一）

丹溪谓人阳常有余，阴常不足。宜常补其阴，使阴与阳齐，则水升火降。人惟以肾气为本，故此方专滋补肾水。

枳实丸（二）

《内经》以脾土旺能生万物，以胃气之法地，一补一消，制其太过。

苍术丸（三）

专治不足之气血，诸虚百损，遍身痰凝、气滞，风湿麻痹，眼目昏花，腰疼头晕，手足欠顺，遗泄便浊，胎前产后，赤白淋涩皆治。

补天大造丸（四）

培养元气，延年益嗣，壮阳光，温坎水，降离火。虚劳、房室过度之人五心烦热，四十以后尤宜常服。接补真元，以跻上寿。

四物汤（五）

治男、妇血虚诸症，妇人之总药。

四君子汤（六）

治男、妇气虚，脾胃诸症。

八物汤（七）

气血虚用，即前二方合用。

十全大补汤（八）

治男、妇诸虚，五劳七伤。生气血，补脾胃。即前八物汤加黄芪一钱二分，肉桂八分，姜、枣煎服。

补中益气汤（九）

治劳倦伤脾，喜怒忧恐耗损元气，荣卫不调乃生寒热，皆脾之气不足，此方主之。

人参饮（十）

人遇劳倦辛苦过多即服此方。免生内伤发热之病，主于补气。

当归饮（十一）

人遇劳心思虑损伤精神，头眩目昏，心虚气短，惊悸烦热，补血为主。

补阴散（十二）即滋阴降火汤

治阴虚火动，盗汗发热，咳嗽吐血，肌肉消瘦，酒色过伤。

柴胡梅连散（十三）

治骨蒸劳热，三服即除。

地仙散（十四）

治人四十以上患痨怯，且不必补，即先退潮热，有接天梯之术。

六味地黄丸（十五）

治肾虚损，形体憔悴，寝汗，潮热，发热，五脏齐损，瘦弱虚烦，骨蒸痿弱，下血。亦治肾消，泻赤白浊，俱效。

人参固本丸（十六）

清心，补水，养血，滋阴。

秋石四精丸（十七）

治肾虚，盗汗，腰痛。

安神定志丸（十八）

清心肺，补脾肾，安神定志，消痰去热。勤政劳心，读书刻苦奇效。

八宝丹（十九）

平调气血，滋补五脏。

加味坎离丸（二十）

能生津益血，升水降火，清心明目。上盛下虚服之极效。

十精丸（二十一）

补虚明目，多用极效。

太极丸（二十二）

药有五味，各主五脏，可使调和，故曰太极。

四灵丹（二十三）

精力倍加，胃气强健，饮食日增，寿故弥长。

滋肾丸（二十四）

平补气血，滋阴降火。少年血气素弱，女人亦宜。

大补阴丸（二十五）

温补下元，滋阴降火。酒色人，年五十以上，服之极效。

加味琼玉膏（二十六）

补血益损。清金水以滋化源，老少虚损极效。

山精丸（二十七）

健脾除湿，去火消痰。

还元丹（二十八）

养脾补肾，老人尤宜。常服脾泄、肾泄俱效。

玉柱杖（二十九）

填精益肾，乌须黑发，延年益寿，方士以为服食。

二至丸（三十）

清上补下第一方。价廉而功大，常服奇效。

天门冬膏（三十一）

滋阴降火，清肺补肾，充旺元阳。久服延年，耳目聪明如童子。

十珍膏（三十二）

补养血气，调理脾胃，清肺滋肾，大病后调补要药。

何首乌丸（三十三）

补益肾肝，聪耳明目，却病延年第一药也。

经验何首乌丸（三十四）

老人衰弱，血气不足，遗尿失禁，须发斑白，湿热相驳，腰背疼痛，齿酸脚软，行步艰难，眼目昏花，久服应效不述。

四制黄柏丸（三十五）

此药与前方兼服。

长春丹（三十六）

补益肾肝，聪耳明目，却病延年。

神仙长春广嗣丹（三十七）

治五痨七伤，形颜衰朽，中年阳事不举，精神短少，须发先白，左瘫右痪，妇人下元虚冷，久不孕育，累经奇验。

延龄育子丸（三十八）

少年斵丧①，终年无子，女人不育。夫妇齐服一料即孕。经验，信非虚言。

秘传六神丸（三十九）

固真育子，累有奇效。

龟鹿二仙膏（四十）

专治男、妇虚损，久不孕育，或多女少男，服此百日即孕，生男应验。

---

① 斵（zhuó 酌）丧：伤害，特指因沉溺酒色以致伤害身体。

秋石乳酥丸（四十一）

补养血气，接续真元。降阴火，生肾水。此以真补真之妙药。

小接命丹（四十二）

男、妇气血衰弱，痰火上升，虚损困惫，瘫痪中风，身体疼痛，行履不便，极效。

长春真人保命服食（四十三）

诸虚百损，五痨七伤，手足顽麻，面黄虚耗，阳事不举，头眩恶心，饮食少减。补诸虚，添精髓，返老还童，黑发生齿，大有神效。

补血顺气药酒方（四十四）

清肺滋肾，和五脏，通血脉。

许真人验椒丹（四十五）

五痨七伤，诸虚百损。并治诸虫积，暖下元。

八仙早朝糕（四十六）

补脾胃虚弱，膨闷泄泻，不思饮食，服之神效。

养元辟谷丹（四十七）

安五脏，消百病，和脾胃，补虚损，固元气，实精髓。能令瘦者肥，老者健，常服极效。

辟谷休粮方（四十八）

此方亦平和有理，但未经试。

芎芷藿苏散（四十九）

春初人事劳扰，饥饱失时，或解衣触冒致成内伤外感，头疼，发热，呕吐，膈胀，鼻涕，咳嗽，生痰，声重，一二服即愈。忌荤腥三五日。

芎苏香葛饮（五十）

春月感冒伤寒，山岚瘴毒人感触之。头疼身痛，恶寒发热，人迎脉浮大者是①。

九味羌活汤（五十一）

解利春、夏、秋伤寒热病，极稳。

六神通解散（五十二）

春末夏初伤寒，时行热病，表发甚捷。凡瘟疫初起，预用藿香正气散煎一大锅，每人服一碗。已病，用九味羌活汤并服。

芎芷香苏散（五十三）

春月伤风，鼻塞声重，清涕咳嗽，痰壅气逆，脉浮缓者是。

加减藿香正气散（五十四）

治非时伤寒，头疼，憎寒，壮热，痞闷，呕吐，时行疫疠，山岚瘴虐，不服水土等症。

加减补中益气汤（五十五）

治饮食、劳力、读书、勤政伤神，饥饱失时，疟状发

---

① 浮大者是：原作"浮者大是"，据洪本改。

热恶寒，头疼身痛。劳极复感风寒则头疼如破，是外感伤寒之症，不可发表，以致伤人。

附子理中汤（五十六）

治房劳内伤，寒邪中阴，面青腹痛，六脉沉微。无头疼大热宜用，阳证不用。

生姜五苓汤（五十七）

治大饮冷水伤脾，过饮酒而伤气。

半夏神曲汤（五十八）

治过食寒冷、硬物、瓜果致伤太阴、厥阴，呕吐痞闷，腹痛恶食，此治伤之轻者。

神保丸（五十九）

消一切生冷积滞。此治伤之重者。

枳实青皮丸（六十）

治食热物过伤太阴、厥阴，呕吐，膨胀，下痢。

万病遇仙丹（六十一）

治湿热内伤血分之重者。

加味小青龙汤（六十二）

治春初寒邪伤肺咳嗽。

升麻葛根汤（六十三）

治大人小儿时气瘟疫，发热头疼，及疮疹已发未发疑似之间，并宜服之极稳。

防风通圣散（六十四）

通治诸风，湿热，疮毒，时行热病。

加味治中汤（六十五）

治春月肝木乘脾，腹痛久泻不止。

人参败毒散（六十六）

治感冒，非时伤寒头疼，身热拘急，憎寒壮热，及时行瘟疫，热毒。

附　单方。

瘟疫不相传染二方（六十七）

神木散（六十八）

治闽、广山岚瘴气，不服水土等症.

紫金锭（六十九）

治山岚瘴气，并岭南两广蛊毒。若从宦于此，才觉意思不快，即服一锭，或吐或痢随手便瘥。又误中一切毒物。若牛马六畜中毒，亦以此药解之。

发散伤寒单方（七十）

附发散伤风单方。

注夏病（七十一）

夏初春末，头疼脚软，食少体热，精神困惫名曰注夏。病属阴虚，元气不足，此方治之。

生脉散（七十二）

止渴生津，救天暑之伤，庚金①夏至后宜常服之。

益原散（七十三）

治暑月身热，小便不利。

附　身热汗出，恶寒而渴者，名曰中暍。此方主之，一名六一散。

人参白虎汤（七十四）

夏月发热恶寒，身重头痛，小便涩，毛耸，手足冷，前板牙燥，表里中暍②也。

黄连香薷饮（七十五）

治伤暑腹痛，自汗恶心，或吐或泻，身热。

清暑益气汤（七十六）

治长夏湿热蒸人，人感之则四肢困倦，精神减少，懒于动作，胸满气促，肢节疼痛，或气高而喘，身热而烦，心下膨闷，小便黄而数，大便溏而频，或痢或渴，不思饮食，自汗体虚。

六和汤（七十七）

治心脾不调，气不升降，霍乱转筋，呕吐泄泻，寒热交作，痰喘咳嗽，胸膈痞满，头目昏痛，肢体浮肿，嗜卧

---

①　庚金：是天干和五行对应的定格：甲乙—木；丙丁—火；戊己—土；庚辛—金；壬癸—水。此指农历七八月份。

②　中暍：病名，即中暑。

倦怠，小便赤涩，或痢疾，中酒烦渴，并妇人胎产呕吐立效。

附　霍乱吐泻论。

附　湿症。

加味胃苓半夏汤（七十八）

治诸湿，随症加减。

山精丸（七十九）

治健脾去湿，息火，消痰，养血方见滋补类。

附　薏苡仁粥方见养老类。

附　泄泻五症。

加味胃苓汤（八十）

治诸泻痢。

加味香砂枳术丸（八十一）

治饮食所伤，脾胃不和，欲作泻痢。并七情所伤，痞闷呕吐①，不思饮食。泻痢后理脾胃去余滞，此药一运一动，一补一消极有奇效。

参苓白术丸（八十二）

治泻痢后，调理脾胃极效。

附　老少脾泄久不愈方

养脾进食丸（八十三）

治泻痢后脾胃虚弱，饮食减少。

---

①　吐：原作"血"，据洪本改。

附 疟症论。

柴苓平胃汤（八十四）

治疟初起，热多寒少，宜此方分利。

清脾饮（八十五）

服前方一二服。不止，即服此方。

附 常山饮，截疟神方。

加味补中益气汤（八十六）

疟后调理脾胃余热。

附 露姜饮，脾胃聚痰发为疟。

咒由方（八十七）

治疟不问新久，一次即愈。

枳壳大黄汤（八十八）

痢初一二日元气未虚，用此方下之。

附 痢论。

止痢极效方（八十九）

痢即下之后，即以此方止之。

二妙香连丸（九十）

治赤白痢立效。

附 万氏治痢十法。

附 火症。

升阳散火汤（九十一）

治男、妇四肢发热，筋骨间热，表热如火燎于肌肤，扪之烙手。此病多因血虚而得，或过食冷物，郁遏阳气于脾土之中，并治。此火郁发之义也。

附　火症论。

黄连解毒汤（九十二）

实火燥乱烦渴，蓄热内甚。

附　滋阴①降火汤

阴虚火动起于九泉，此补阴妙剂。

加味二陈汤（九十三）

痰症论。

附　半夏汤消痞化痰甚捷。

滚痰丸（九十四）

治一切宿滞及风热之痰。

附　清心化痰丸养心，消痰，降火极效。

清肺化痰丸（九十五）

清痰降火，酒客尤宜。

附　眩晕症，清阳除眩汤。

呕吐翻胃，大半夏汤加减（九十六）

附　翻胃膈食。

茵陈五苓散（九十七）

治黄疸症。

附　枣矾丸治黄胖。

---

① 阴：原作"阳"，据下正文"夏月诸症治例·滋阴降火汤"改。

附　夏月时气瘟疫，并伤寒、伤风，并宜十神汤。

附　河间先生论。

参苏饮（九十八）

治秋月伤寒，发热，头疼，咳嗽或中脘①痞满，呕吐痰水，宽中快膈不致伤脾。感冒风邪，鼻塞，憎寒壮热，名曰重伤风，服之极效。

附　秋诸症论。

十六味木香流气饮（九十九）

治男、妇五脏不和，三焦气壅，心胸痞闷，咽塞不通，腹胁胀满，呕吐不食，上气喘急，咳嗽痰盛，面目浮，四肢肿，小便秘，大便结，忧思太过，阴阳之气郁结不散，壅滞成痰，脚气肿痛。并气攻肩背胁肋，走注疼痛并宜服之。

五磨饮子（一百）

治七情郁结等气，或胀痛，或走注攻痛。

开郁汤（一百一）

恼怒思虑、气滞而郁，一服即效。

铁瓮先生交感丹（一百二）

贫富贵贱，终身不得意，妇人七情郁结并治。

加味越鞠丸（一百三）

常服调脾，开郁思食。

---

①　脘：原作"腕"，据洪本改。下同。

加味犀角地黄丸（一百四）

治吐血、呕血、衄血。盖诸失血乃火载血上，错经妄行，其脉必芤，此方主之。身热脉大难治，血症复下恶痢易愈。

附 潮热论。

又二方。

玄霜膏（一百五）

治吐血虚嗽。

生地黄饮（一百六）

治下焦痛为血淋，不痛为溺血①。

附 小儿溺血。

清心莲子饮（一百七）

治遗精梦泄，赤白浊。

金樱煎丸（一百八）

治梦遗精滑，小便后遗沥或赤白浊。

归脾汤（一百九）

思虑过度损伤心血，健忘，怔忡，不寐。此药解郁结，养心，健脾，生血。

黄芪白术汤（一百一十）

治阳虚自汗。

---

① 血：原作"淋"，据洪本改。

当归六黄汤（一百十一）

盗汗阴虚。

附　耳鸣，肺火盛，肾气虚。

通灵丸（一百十二）

治耳聋。

附　耳疖出脓。

四物三黄汤（一百十三）

治目赤暴发，云翳赤肿，痛不可忍。

石膏羌活散（一百十四）

久患眼目不睹光明远近，内外气瘴，风热上攻昏暗。

加味羊肝丸（一百十五）

治一切目疾翳膜，内外瘴。

育神夜光丸（一百十六）

明目，去翳瘴。

附　洗眼二方。

清胃散（一百十七）

胃热，牙根肿，牵引头脑俱痛，或面发热并效。

附　风虫牙，疼痛不止。

白蒺藜散（一百十八）

治牙疼，根肿，动摇。常擦固齿。

附　乌须固齿方

治阴虚气郁，牙出鲜血（一百十九）

附　舌上出血。

附　小儿走马牙疳①。

既济丹（一百二十）

治口舌疮。

附　小儿口疮不下乳。

附　苍耳丸

治鼻流涕不止，名曰鼻渊。

治血热入肺，名曰酒齄鼻（一百二十一）

附　喉痹十八症。

附　青龙胆

治咽喉闭塞，单双娥。

牛蒡子散（一百二十二）

治风热上攻，咽喉闭塞或成痈疮溃烂。

乌须羊肝丸（一百二十三）

不独乌须，亦能明目。

附　染须方

冬月诸症治例。

中风口禁，先用通关散，后用此方。

通关散（一百二十四）

治中风吹鼻。

---

① 走马牙疳：病证名。指患牙疳而发病急骤如走马，病势重险者。

愈风散（一百二十五）

治半身不遂，手足欠利，语言费力，口眼歪，头眩目昏，痰火，骨痛，头痛，心悸。

乌药顺气散（一百二十六）

治男、妇风气攻注，四肢骨节疼痛，手足瘫痪，语言涩，筋挛，脚气，腰软，妇人血风①，老人冷气，胸膈胀满，心腹刺痛，吐泻肠鸣等症。

豨莶丸（一百二十七）

治肝肾风气，四肢无力，筋骨疼，腰膝痿弱，二十五般风眼，此丸不可尽述。

搜风顺气丸（一百二十八）

治三十六风，七十二气，上热下冷，腰脚疼，四肢软，黄瘦，下痿，气块，老人尤宜。

五积散（一百二十九）

治冬月伤寒，妇人经候不调并宜服。

加减消风百解散（一百三十）

冬月伤感风寒，头疼，身体痛，四肢倦，痰壅喘嗽，唾稠，自汗，恶风并治。

清肺子饮（一百三十一）

论咳嗽。

---

① 风：原作"气"，据《卷三·冬月诸症治例》本方主治改。

附　喘嗽二方。

附　小青龙汤治寒嗽。

瓦垄子丸（一百三十二）

治血块。

附　蜀葵膏治血块。

通玄二八丹（一百三十三）

治腹内饮食宿滞积聚。止泻痢之妙药。

附　追虫、痞结、痞积三方。

乌梅丸（一百三十四）

治酒积，食积，化痰。

水肿单腹胀，蛊胀，气虚中满方（一百三十五）

调中健脾丸（一百三十六）

治单腹胀，脾虚肿满，膈中闭塞，胃脘作疼。

附　煅栝楼法。

附　治心腹痛煎方。

仙方沉麝丸（一百三十七）

治心腹痛气不可忍。

青娥丸（一百三十八）

治肾虚，腰膝足痛。滋肾，益阴，壮阳，久服奇效。

当归活血汤（一百三十九）

治寒湿，气血凝滞，腰痛。

附　头疼方

湿疮臁疮膏（一百四十八）

附 臁疮二方。

附 脚指缝烂，手足冻疮二方。

热疮遍身发，出脓血，赤烂，或火丹如火烧（一百四十九）

附 火丹汤，火泡二方。

四块鹅掌风（一百五十）

附 脚垫毒，脚长路被石块脚底垫肿，不能行步。

拍蟹毒（一百五十一）

附 身上虚痒。

四物汤加减方（一百五十二）

附 乌骨鸡①丸治经候不调，胎前产后诸症，调经育子。

济阴返魂丹（一百五十三）

胎前后总药，一名益母丸。

附 熬益母膏法。

蒸脐法（一百五十四）

治妇人经水不通，或癥瘕血块，脐腹作痛。

红花当归丸（一百五十五）

治妇人血脏虚损，经候断续不调，积瘀成块，腰腹刺

---

① 鸡：原阙，据《卷四·济阴类》补。

痛，肢体瘦弱。

济阴百补丸（一百五十六）

治妇人劳伤，气血不足，阴阳不和，作寒热，心腹痛，胎前后并用。

赤白带神方（一百五十七）

附　固真汤治赤白带下，脐下甚痛，二服即效。

凉血地黄汤（一百五十八）

治妇人血崩，明是血热妄行，岂可作寒论治，宜徐徐调理。

六合散（一百五十九）

血崩不止，诸药不效，此方立止。

保胎丸（一百六十）

专治累经堕胎，久不育者宜服。过七月则安矣。

安胎饮（一百六十一）

治胎动胎漏不安，一服立效。

加味六君子汤（一百六十二）

妊娠时作呕吐，名恶阻，宜此方。

芎苏散（一百六十三）

妊娠伤寒，头疼，身痛，发热，胸膈烦闷，兀兀欲吐。禁汗、吐下，止①宜和解。方见春类

---

① 止：通"只"。下同。

附　妊娠伤寒护胎法。

十圣散（一百六十四）

小产一症，多因妇人气血不足。

三合济生丸（一百六十五）

治临产艰难，虽一日不下，服此自然转动下生。

催生不传遇仙丹（一百六十六）

治难产。

附　胎衣不下神方。

又方。

横生逆产方（一百六十七）

又方，用针。

附　血晕，昏迷欲死。

清魂散（一百六十八）

治产后眩晕、血晕二症。

附　产后调补血气。

产后败血不止（一百六十九）

治小腹绕脐作痛，名儿枕。

附　乌金散治产后一十八症。

大黄膏（一百七十）

治症照后调下，产后诸症。

抑肝散（一百七十一）

寡居，发寒热，类疟，久成瘵疾。

附　生下小儿不能发声，谓之梦生。

又方。

急惊神方（一百七十二）

附　慢惊三方。

秘传牛黄清心丸（一百七十三）

治小儿惊风，大人中风、中痰、中气，一切风痰之症。

回生锭（一百七十四）

慢惊圣药，一锭即有起死回生之功，顷刻见效，故名回生。急惊亦可。

秘传黑神丸（一百七十五）

治急惊风垂死者，一服可活。

附　治急慢①惊风，中风二方。

千金肥儿丸（一百七十六）

治小儿疳症。肚大筋青，潮热咳嗽，胸前骨露。调脾胃，养血气，消积杀虫，散疳热。

消疳饼（一百七十七）

治诸疳积，累试极验，儿又肯吃。

附　小儿吐泻论。

加减钱氏白术散（一百七十八）

治吐泻极效。

---

①　急慢：原作"慢急"，据《卷四·慈幼类》乙正。

香橘饼（一百七十九）

治小儿疳积下痢，久泻不止，冷热不调，赤白相杂，小腹疼痛，禁口不食，里急后重，日夜无度，经久不瘥致脾虚脱肛不收并治。

白术助胃丹（一百八十）

治小儿吐泻。大能和脾胃，进饮食，化滞磨积。

治小儿伤食乳。宜服此方消导之（一百八十一）

附　后方，调补脾胃，止泻。

磨积锭（一百八十二）

治小儿一切积滞。

惺惺散（一百八十三）

变蒸一症，乃小儿蒸皮长骨，变幻精神，不须服药。其有兼伤风寒，咳嗽痰涎，鼻塞声重，蒸蒸发热，宜服此药。

附　麻症瘢疹论。

消毒饮（一百八十四）

治瘢疹热甚紫黑者，或痘未出时亦宜服。

附　顺、逆、险三法论。

附　保元汤。

加味保元汤（一百八十五）

附　牛蒡子散。

神功消毒保婴丸（一百八十六）

治小儿未出痘时，每遇春分秋分日进一丸，其痘毒即渐消化。只服一二次者，只得减半，若服三年六次，其毒尽化，必保无虞，屡验。

小儿初生（一百八十七）

附　撮口。

附　小儿初生，大小便不通。

天一丸（一百八十八）

治小儿百病，随症调引。

却病延寿丹（一百八十九）

年高人便觉小水短少，即是病进，宜服此方。

三子养亲汤（一百九十）

老人苦于痰喘，咳嗽，气急，胸满，艰食，不可妄投荡涤峻利之药，反耗真气。

加味地黄丸（一百九十一）

老人阴虚，筋骨痿弱无力，面糙黯惨，食少，痰多，嗽喘，溺短涩，阳痿，足膝无力，瘦弱。肾气久虚，憔悴寝汗，发热作渴。

加味搜风顺气丸（一百九十二）

老年常服，润利脏腑，永无瘫痪、痰火之病。方见冬类

擦牙散（二百二）

附　痢症、痢方。

肚疼、后重、红白痢相兼三方。

白痢久，胃弱气虚，或下后未愈减者用（二百三）

附　红痢久，胃弱血[①]虚，或下后未愈减者用。

附　血痢。

附　赤黑相兼，小便赤涩，痢久后重，大肠坠下，呕吐食不下。

金华散（二百四）

专治红白痢久不愈者，神效。

附　疟二方。

附　松梅丸。

加味滋阴大补丸（二百五）

主养血气，滋肾固阳，润体育神，久服延年。

参术启脾丸（二百六）

补脾益神，壮元化痰，灵饮食。久服肥健延年。

固齿，乌须，补肾，兼治牙疼（二百七）

附　治牙疼煎药方。

羊肝饼（二百八）

治小儿惊积，左胁下有块。女人血瘕，发热瘦弱。若

---

① 血：原作"气"，据《卷五·禁方》改。

积块在右为食积，宜贴阿魏膏，不宜吃此饼。

治天疱疮（二百九）

治眼方（二百一十）

附 洗点眼方。

又洗眼方。

法制陈皮（二百一十一）

附 又方。

消毒方（二百一十二）

附 敷肿毒。

治寒温①等疮（二百一十三）

浒堂跌闪损折药方（二百一十四）

附 又方下瘀血。

附 跌损方。

清金益寿丹（二百一十五）

鸡苏饼（二百一十六）

清上焦，润咽膈，生津液，化痰降火，止嗽，醒酒毒。

治产后心风（二百一十七）

附 产后恶露不通几死者。

---

① 温：原为"湿"，据《卷五·禁方》相关内容改。

卷 一

饮食论

人知饮食所以养生，不知饮食失调亦能害生。故能消息使适其宜，是贤哲防于未病。凡以饮食，无论四时，常欲温暖。夏月伏阴在内，暖食尤宜。不欲苦饱，饱则筋脉横解①，肠癖为痔。因而大饮，则气乃大逆。

养生之道，不宜食后便卧及终日稳坐，皆能凝②结气血，久则损寿。食后常以手摩腹数百遍，仰面呵气数百口，趑趄③缓行数百步，谓之消。食后便卧，令人患肺气、头风、中痞之疾。盖荣卫不通，气血凝滞故尔。是以食讫，常行步踌躇，有作修为乃佳。语曰"流水不腐，户枢不蠹"，以其动也。

食饱不得速步走马，登高涉险。恐气满而激，致伤脏腑④。不宜夜食，盖脾好音声，闻声即动而磨食，日入之后，万响都绝，脾乃不磨食，食即不易消，不消即损胃，损胃即不受谷气，谷气不受即多吐，多吐即为翻胃之疾矣。食欲少而数，不欲顿而多，常欲饱中饥，饥中饱为善尔。

食热物后不宜再食冷物，食冷物后不宜再食热物，冷

---

① 筋脉横解：即筋脉失养而弛缓无力。
② 凝：此字前原有"从"字，吴本及洪本均无，义胜据删。
③ 趑趄：行走困难貌。
④ 腑：原作"肺"，据吴本及洪本改。下同。

热相激必患牙疼。瓜果不时，禽兽自死，及生鲊、煎煿之物，油腻难消，粉粥冷淘之类皆不宜食。

五味入口不欲偏多，多则随其脏腑各有所损。故咸多伤心，甘多伤肾，辛多伤肝，苦多伤肺，酸多伤脾。《内经》曰：多食酸则脉凝涩而变色，多食苦则皮槁毛拔，多食辛则筋急而爪枯，多食酸则肉胝皱而唇揭，多食甘则骨肉痛而发落。偏之为害如此，故上士淡泊，其次中和，此饮食之大节也。

酒饮少则益，多则损，惟气畅而止可也。饮少则能引滞气，导药力，调肌肤，益颜色，通荣卫，辟秽恶。过多而醉，则肝浮胆横，诸脉冲激，由之败肾毁筋，腐骨伤胃，久之神散魄消，不能饮食，独与酒宜，去死无日矣。饱食之后尤宜忌之。饮觉过多，吐之为妙。饮酒后不可饮冷水、冷茶，被酒引入肾中停为冷毒，久必腰膝沉重、膀胱冷痛、水肿消浊、挛躄之疾作矣。酒后不得风中坐卧，袒肉操扇，此时毛孔尽开，风邪易入，感之令人四肢不遂。

不欲极饥而食，饥食不可过饱。不欲极渴而饮，渴饮不可过多。食过多则结积，饮过多则成痰癖。故曰：大渴勿大饮，大饥勿大食。恐血气失常，卒然不救也。嗟乎！

善养生者养内，不善养生者养外。养内者恬淡，脏腑调顺血气，使一身之气流行冲和，百病不作。养外者恣口腹之欲，极滋味之美。虽机体充腴，容色悦泽，而酷烈之气内蚀脏腑，精神虚矣，安能保合太和以臻遐龄。庄子曰：人之可畏者，衽席饮食之间而不知为之节，诚过也，其此之谓乎？

男女论

天地氤氲，万物化醇。男女媾精，万物化生。此造化之本源，性命之根抵①也。

故人之大欲，亦莫切于此嗜而不知禁。则侵克年龄，蚕②食精魄。暗然不觉而元神真气去矣，岂不大可哀哉。或问，《抱朴子》曰：伤生者，岂非色欲之间乎？曰：然。长生之要，其在房中。上士知之可以延年祛病，其次不以自伐，下愚纵欲损寿而已。是以古人知此恒有节度，二十以前一日复，二十以后三日复，三十以后十日复，四十以后一月复，五十以后三月复，六十以后七月复。又曰：六十闭户，盖时加樽③节，保惜真元，以为身命之主④。不然虽勤于吐纳、导引、药饵之术，而根本不固，亦终无益。《内经》曰：能知七损八益，（七者女子之血，八者男子之精也。）则血气精气二者可调，不知用此，则早衰之渐也。故年四十而阴气自半，起居衰矣。五十体重，耳目不聪明矣。六十气血大衰，九窍不利。故曰知之则强，不知则否。智者有余，自性而先行。愚者不足，察行而后

---

① 抵：同"柢"，本根。《汉书·司马相如传下》："导一茎六穗于庖，牺双觡共抵之兽。"颜师古注引服虔曰："抵，本也，武帝获白麟，两角共一本，因以为牲也。"

② 蚕：原作"吞"，据吴本及洪本改。

③ 樽：通"撙"，抑止。《淮南子·要略训》："樽流遁之观，节养性之和。"高诱注："樽，止也。"

④ 身命之主：原作"身之主命"，据吴本改。

学。固能老而壮，壮而治，而寿命可保矣。

补阴丸（一）

丹溪谓：人阳常有余，阴常不足，宜常补其阴，使阴与阳齐则水升火降。人惟以肾气为本，故此方专滋补肾水。此丹溪前贤之法天也。

黄柏去皮，盐、酒炒　知母去皮，盐、酒炒　龟板去弦，酥炙，各二两，净　怀庆熟地黄酒蒸九次，晒干，五两　锁阳酥炙，二两　甘州枸杞子去梗，三两　北五味子去梗，一两　白芍药酒炒　天门冬去心，各二两　干姜炒紫色，三钱，冬月五钱

上为细末，炼蜜为丸如梧桐子大。每服八九十丸，空心，炒盐汤送下。冬月温酒，不饮酒者清米汤下。

理脾胃加山药、白术、白茯苓各二两，陈皮一两。

固精加牡蛎（煅，童便淬）七钱，山茱萸肉二两，白术七钱。

壮暖脐、腰、膝加虎胫骨（酥炙）、汉防己（酒洗）、牛膝（去芦，酒洗）各一两。

枳术丸（二）

《内经》以脾土旺能生万物。此东垣前贤以胃气之法地，故用此方，一补一消，制其太过，补其不足也。

枳实一两，去穰，麸炒　白术二两，陈壁土炒

上为末，荷叶浓煎汁打老米粉糊为丸。用白汤下七十丸，不拘时服。

闽、广、吴、浙湿热地方，加山楂肉、神曲、黄芩、黄连、苍术各一两。

有痰加半夏、陈皮（去白）、南星各一两。

有郁加抚芎、香附、山栀各一两。

有热加黄芩、黄连、当归、地骨皮、酒炒大黄各五钱。

苍术丸（三）一名铅汞丸，一名秋石丸

此药一十三味，其效全在一制法也。净室中沐浴修合，务得其法。服此专调不足之气血，诸虚①百损，遍身痰凝气滞，风湿麻痹，眼目昏花，腰疼头晕，手足欠顺，行履艰辛，遗泄真精，便浊不利，及妇人胎前产后，赤白淋涩，服之并宜。此药清而不寒，温而不燥，功不可尽述宝之。

苍术茅山者佳，用一斤半，制为末。取细膏四两入药。此药其性燥而辛烈，去内外之湿热，引经药也。行于表里，制为膏者，所以变其质，犹伊尹放太甲于桐俾为善②，以成济世之功也。制法：用糯米泔浸一日半，捞起，刮去粗皮，见白，晒干。又用童便浸一日半，捞起清水洗净晒干。又用煮酒浸一日半，捞起晒干。仍用糯米泔澄清，煮苍术以烂为度，然后于陈米蒸饭盖之。用一层饭，一层术，上以荷叶盖饭，不泄谷气为妙。去饭叶，晒干为末 黄柏八两，制为末，六两入药。此药其性虽寒，非芩、连之苦，此能通肾气而泻膀胱之火。火动则水不宁，用此者所以泻火而宁肾水也。制法：刮去粗

---

① 虚：原作"血"，据本书提纲改。

② 犹伊尹放太甲于桐俾为善：典出《史记·殷本纪》。伊尹为商汤之右相。太甲，商汤之孙。《史记·殷本纪》记载：帝太甲既立三年，不明，暴虐，不遵汤法，乱德，于是伊尹放之于桐宫。三年，伊尹摄行政当国，以朝诸侯。帝太甲居桐宫三年，悔过自责，反善，于是伊尹乃迎帝太甲而授之政。帝太甲修德，诸侯咸归殷，百姓以宁。

皮，剉碎，用无灰好酒浸三日夜，翻覆浸透晒干，用蜜拌黄柏，于砂锅内着水半锅，以柳条札棱起，水面上铺荷叶，摊黄柏于叶蒸之。以蜜浸进为度，取出晒干。如此拌蒸三次，后用纸铺锅底，隔纸炒茶褐色为度。为细末　**知母**制为末，六两入药。此药其性润而不寒，虚弱之人火易动而水常涸，所以用此味专补肾水。盖为能制火之故也。制法：剉碎，用好酒浸三日，晒干。隔纸炒，焙为末　**枳实**四两，制为末入药。虚弱之人火最易动，津液受克而为痰，或膏粱味厚而为痰。盖半夏化痰，其性燥烈，服之反渴。渴增则贪饮，愈饮愈湿，受火邪而痰愈结也。贝母去四种痰，然能表而不能里。南星虽去痰，然能上而不能下，因于风者可用。惟枳实之功不可胜计。制法：剉碎，与麸皮同炒茶褐色为度，去麸不用，为细末　**白术**制为末，四两入药。此药大能补脾。虚弱之人胃火必胜而食易消，愈消而愈食，则脾岂有不损乎？脾损则食不能克化，而用消导之剂则反伤脾胃，脾胃受伤是无本矣，岂能安乎？然必用此以补脾，犹修武备而御寇也。制法：砂锅内隔纸以麸皮拌炒，须不住手搅，以闻药味香，无面气为度。去麸不用，为细末　**当归**制为末，五两入药。此药其性温，治四等血病。流者能止，凝者能行，虚者能补，乱者能和。虚弱之人火旺水衰血必受伤，或流，或止，或凝，或行，故必用此以和之。制法：用酒洗净，再用好酒浸一日半，晒干，为细末　**熟地黄**制为末，五两入药。虚弱之人诸血最虚，皆由心之耗而肝之枯也。是以四肢懈怠，足不能履，手不能持，耳不能听，目不能视，肠不能通而多结也。故必用此以补一身之血。制法：用好酒洗净，再用酒浸，晒干，为细末入药　**干山药**制为末，四两入药。此药其性温平，主益中补虚，除寒热邪气，益气力，长肌肉。治头风，止腰疼，宁心肺，润皮毛，治泄精健忘　**白茯苓**制为末，三两入药。此药其性去湿，利小便，润胃气，伐肾邪，泻痰火。久服安魂养神，延年益寿而无消渴之患。制法：刮去粗皮，剉碎，晒干，麸皮拌于锅内，隔纸炒以茶褐色为度，去麸，为细末　**防风**制为末，三两入药。虚弱之人，血损少则腠理不密而风邪易入，必用此所以驱邪之物。防风之性威而不猛也。制法：去芦，剉碎，隔纸炒干为末　**灵砂**五钱，为末入药。虚弱之人，心虚血少必多惊悸而梦寐不宁，故用此以镇之。以水银飞二次者灵砂也。经云：灵砂人服之养精神，安魂魄，益气，明目，驻颜色　**真铅**其铅乃取室女天真未行，欲心未动，而自然来者。得纯阴之正，移阴补阳自然之理，其功效不可胜言。此物倘然不可得，当取阴分之上，其功亦不减于真铅也。用年少妇人乳三碗，盖乳者血之化也。阴分之上则为乳，阴分之下则为血，所以用此者以血补血也。虚弱之人身血必衰，以此补之，所谓布衣破而以布补之意也。用法：将面量入乳中，打糊丸药　**真汞**即秋石也。研末，四两入药。此药其性咸，能入肾，而用童便煎者，盖因元气之未泄而纯阳之未丧，煅炼而成亦真元气也。虚弱之人精神必损，故必用此药以补之

上将前药各另为极细末，总合拌匀，仍用重罗罗过，以前乳糊为丸如梧桐子大，晒干收入磁瓶内盛放。每服五六十丸或七八十丸，清晨盐汤送下，临卧，远志汤送下。

补天大造丸（四）

专培养元气，延年益嗣，壮阳光，温坎水，降离火，为天地交泰。若虚劳，房事过度之人，五心烦热，服之神效。平常之人，四十以后尤宜常服，接补真元，以跻上寿。

紫河车一具，取首生男胎者佳，如无，得壮盛妇人者亦好。先用鲜米泔将河车轻轻摆开，换洗米泔五次，不动筋膜，此乃初结之真气也。只洗净，有草屑轻手取去，将竹器盛于长流水中浸一刻，以取生气。提回以小瓦盆盛于木甑内蒸，自卯辰蒸起至申酉时止，用文武火缓缓蒸之极烂如糊。取出先倾自然汁在药末内，略和匀，此天元正

气汁也。河车放石臼内，木杵擂一千下如糊样，通前药汁末同和匀，捣千余杵，集众手为丸。此全天元真气，以人补人最妙，世所少知。医用火焙，酒煮，又去筋膜大误。又入龟板尤误，故特表而出之。

厚川黄柏去粗皮，酒炒，一两　川杜仲去粗皮，酥炙断丝，一两五钱　川牛膝酒浸，去芦，一两五钱　当归身酒浸，一两　淮熟地黄酒蒸九次，忌铁，二两　天门冬去皮心，一两半　淮生地黄酒浸，一两半　枸杞去梗，一两　麦门冬去心，一两五钱。以上四味另用酒煮烂，捣膏　陈皮去白，净七钱半　白术去芦炒，一两　五味子去梗，七钱　小茴香炒，七钱　干姜泡黑，二钱　侧柏叶采取嫩枝，隔纸炒干，二两

骨热，加牡丹皮（去心）、地骨皮（去心）、知母（去皮）各一两（酒炒）。

血虚，加当归、地黄（加倍）。

气虚，加人参、黄芪（蜜炙）各一两。

妇人去黄柏，加川芎、香附、细实条芩（俱酒炒），各一两。

上药各择精制，各秤净为末，不犯铁器，用前蒸熟河车捣烂并汁和为丸。若河车肥大，量加些药末，不必用蜜，丸如梧桐子大。每服百丸，空心，米汤下。有病一日二服。

按：此方比古用之更效。若禀气虚，或斲丧太过、太早者尤宜用之。

四物汤（五）

治男、妇血虚诸症，为妇人之总药。

川芎　当归　白芍药　熟地黄各等分

上用姜一片，水煎服。兼有他症，照古法加减用。

四君子汤（六）

治男、妇气虚，脾胃诸症。

人参一钱五分　白术三钱　白茯苓二钱　甘草一钱

上用姜、枣煎，食远服。兼有他症，照古法加减用。

八物汤（七）

气血虚弱，即前二方合用。兼症亦照古法加减用。

十全大补汤（八）

治男、妇诸虚不足，五劳七伤，生血气，补脾胃。即前八物汤一两，加黄芪一钱二分，肉桂八分，姜、枣煎服。

补中益气汤（九）

治劳倦伤脾，喜怒忧恐耗损元气，荣卫不调，乃生寒热，皆脾胃之气不足，此方主之。

黄芪一钱五分　人参一钱三分　甘草七分，以上三味除湿热、烦热之圣药也　白术一钱　当归身一钱　陈皮七分　升麻柴胡各五分

上用姜一片，枣一枚煎服。兼症照东垣法加减用。

人参饮（十）

人遇劳倦辛苦过多，即服此方。免生内伤发热之病，主于补气。

黄芪蜜炙，一钱半　人参一钱半　甘草炙，七分　陈皮去白，一钱　白术一钱二分　五味子二十粒，打碎　麦门冬去心，

一钱

上用生姜两片，大枣二枚，水一钟半煎八分，食前服。劳倦甚加熟附子四分。

当归饮（十一）

人遇劳心思虑，损伤精神，头眩目昏，心虚气短，惊悸烦热即服此方，补血为主。

人参一钱五分　当归身一钱五分　麦门冬一钱　五味子十五粒　白芍药酒炒，一钱　山栀五分　白茯神去皮、心，一钱　酸枣仁炒，一钱　生地黄姜汁洗，五分　甘草炙，五分　陈皮五分　川芎五分

上用姜二片，枣一枚，水一钟半煎八分，食远服。

补阴散（十二）即滋阴降火汤

治阴虚火动，盗汗发热，咳嗽吐血，身热脉数，肌肉消瘦，少年、中年酒色过伤成痨者，服之极效。

川芎一钱　当归一钱三分　白芍药一钱三分　黄柏七分，蜜水浸，火炙　天门冬一钱，去皮心　白术炒，一钱二分　陈皮去白，七分　干姜炒紫色，三分　知母一钱，蜜水拌炒　生地黄五分，酒洗　甘草炙，五分　熟地黄一钱

上用生姜三片，水一钟半煎八分，空心服。加减于后。

咳嗽盛加桑白皮（蜜炒）、马兜铃各七分，五味子十粒。

痰盛加半夏（姜制）、贝母、栝楼仁各一钱。

盗汗多加牡蛎、酸枣仁各七分，浮小麦一钱。

潮热盛加沙参、桑白皮、地骨皮各七分。

梦泄遗精加龙骨、牡蛎、山茱萸各七分。

赤白浊加白茯苓一钱、黄连三分。

衄血咳血出于肺也，加白皮一钱，黄芩、山栀各五分（炒）。

涎血痰血出于脾也，加桑白皮、贝母、黄连、瓜蒌仁各七分。

呕血吐血出于胃也，加山栀仁（炒），黄连、干葛、蒲黄（炒）各一钱，韭汁半盏，姜汁少许。

咯血唾①血出于肾也，加桔梗、玄参、侧柏叶（炒）各一钱。

如失血症或吐衄盛大者，宜先治血。治法：轻少者凉血止血，盛大者先消瘀血，次止之凉之。盖血来多必有瘀于胸膈者，不先消化之，则止之凉之必不应也。葛可久②方，宜次第检用，内唯独参汤止可施于大吐血后，昏倦脉微细气虚者。气虽虚而复有火，可加天门冬三四钱，或入如前所云。阴虚火动，潮热盗汗，咳嗽脉数者，不可用参说，见《本草集要》人参条下。盖此病属火，大便多燥，然须节调饮食，勿令泄泻。

若胃气复坏，泄泻稀溏，则前项寒凉之药又难用矣，急宜调理脾胃，用白术、茯苓、陈皮、半夏、神曲、麦芽、甘草等药，俟胃气复，然后用前本病药收功后，可常

① 唾：原作"吐"，据吴本及洪本改。
② 葛可久：即葛乾孙，字可久。元代医家，对痨瘵（肺结核）的治疗有丰富经验。

服补阴丸及葛可久白凤膏等药。

柴前梅连散（十三）

治骨蒸劳热，三服而除。

柴胡　前胡　乌梅　胡黄连各等分

上每服四钱加猪胆汁一枚，猪脊髓一条，韭白、童便煎服。

地仙散（十四）

凡人年四十以上①患劳怯，且不必补，只先退潮热，调理可愈。此方退潮热如神方，外有接天梯之术，宜先用此方。

地骨皮二钱半　防风一钱五分　薄荷叶一钱五分　甘草梢炙，一钱　乌梅七分半

上用水煎三次，午后顿服。

六味地黄丸（十五）

治肾气虚损，形体憔悴，寝汗潮热，发热，五脏齐损，瘦弱，虚烦骨蒸，痿弱，下血。亦治肾消泄泻，赤白浊俱效。

山药姜汁炒，四两　山茱萸去核，净肉四两　白茯苓去皮泽泻去毛　牡丹皮去木，各三两　怀庆熟地黄酒蒸，八两

上为末，炼蜜为丸如梧桐子大。每服八九十丸，空心，白汤下。

加附子（制）、桂心各一两，名八味丸。治下部虚寒。

---

① 上：原作"下"，据《提纲》改。

人参固本丸（十六）

清金补水，养血滋阴。

天门冬_{去心} 麦门冬_{去心} 生地黄 熟地黄_{俱怀庆者，}各二两。四味熬膏，晒干，取净末四两 人参_{去芦，一两}

上为末，炼蜜为丸如梧桐子大。每服八九十丸，空心，白汤送下。

按：古方四味，酒煮捣膏，人参末和丸，不能用蜜，且渣滓滞膈，胃弱痰火人用，多作痞闷。今易此法甚效，再加黄柏、知母、枸杞子各一两，五味子五钱尤妙。

秋石四精丸（十七）

治肾虚盗汗、腰痛。

秋石_{童便煎者佳} 白茯苓_{去皮，坚实者先去皮，人乳浸二日}芡实_{去壳} 莲肉_{去心、皮，二两}

上为末，红枣十二两，煮去皮、核，捣膏为丸如梧桐子大。每服八十丸，清晨空心，酒下。

一方有山药、薏苡仁、小茴香各一两，名七精丸，治症同上。

安神定志丸（十八）

清心肺，补脾肾，安神定志，消痰去热。台阁勤政劳心，灯窗读书刻苦，皆宜服之，累用奇效。

人参_{一两五钱} 白茯苓_{去皮} 白茯神_{去心} 远志_{去心}白术_炒 石菖蒲_{去毛，忌铁} 酸枣仁_{去壳，炒} 麦门冬_{去心，}各一两 牛黄_{一钱，另研} 辰砂_{二钱五分，草伏水飞，另研为衣}

上为末，圆眼肉四两熬膏和，炼蜜三四两为丸如梧桐子大，朱砂为衣。每服三十丸，清米汤下，不拘时，日三服。

八宝丹（十九）

平调气血，滋补五脏。

何首乌赤白各一斤，竹刀刮去粗皮，米泔水浸一宿。用黑豆一斗，每次三升三合，以水泡涨，每豆一层在底，何首乌一层在上，重重铺毕，用砂锅柳木甑蒸之，以豆熟为度。拣去豆晒干，又蒸，如此九次。将何首乌晒干为末，听用 赤茯苓用竹刀刮去粗皮，木槌打碎为末，用盆盛水，将药倾入盆内，其筋膜浮水上者去之，沉盆底者留用。如此三次，湿团为块，就用黑牛乳五碗放砂锅内慢火煮之，候乳尽入茯苓内为度，仍晒，研为细末，净用一斤 白茯苓制如上法，用人乳煮，候煮乳尽，晒干为末，净用一斤 怀庆山药姜汁炒，为末，净用四两 川牛膝去芦，酒浸一宿，待何首乌蒸至七次，再将牛膝同铺豆上蒸二次，研为细末，净八两 川当归酒浸一宿，晒干为末，净用八两 破故纸用黑芝麻如数同炒，芝麻熟为度，去芝麻将故纸研为细末，净四两 甘州枸杞去梗，晒干为末，净用八两 菟丝子去沙土净，酒浸生芽，捣为饼晒干为末，净用八两

一方有杜仲（去粗皮，姜汁炒断丝，为末）净八两。

上药不犯铁器，各为末，秤足和匀，炼蜜为丸，先丸如弹子大一百五十丸，每日三丸，空心，酒浸下一丸，午前姜汤浸下一丸，晚下盐汤浸下一丸。余药丸如梧桐子大，每服七八十丸，空心，盐汤或酒送下。此药乌须黑发，延年益寿。专治阴虚阳弱无子者，服半年即令有子神效，忌黄白萝卜、牛肉。

加味坎离丸（二十）

能生津益血，升水降火，清心明目。盖此方取天一生水，地二生火①之意。药轻而功用大，久服而取效速，王道之药无出于此，上盛下虚之人服之极效。

川芎大而白者，洗净，小的不用　当归全用，好酒浸三日，洗净晒干　白芍药好酒浸一日，切片晒干　甘州枸杞子去梗　女贞实即冬青子。冬至日采，蜜水拌，九蒸九晒，净，各四两　怀庆熟地黄八两，一半和砂仁一两以绢袋盛，放罐底用酒二碗煮干，去砂仁不用。一半用白茯苓二两，研末，如前用酒一碗煮干，去茯苓不用　甘菊花去梗叶，家园者。野菊花不用，净三两　川黄柏去粗皮，净八两。二两酒浸，二两盐水浸，二两人乳浸，二两蜜浸，各一昼夜，晒干，炒茶褐色　知母肥大者八两，四制与黄柏同

上九味修制如法，合和一处，铺开日晒，夜露二昼夜，取天地之精，日月之华，再为细末，炼蜜为丸如梧桐子大。每服八九十丸，空心，滚水打炒盐汤送下。

十精丸（二十一）

补虚明目，多用极效。

甘菊花家园者，去梗叶　石斛去根　五加皮去木，洗　柏子仁去壳，炒　菟丝子去砂，酒煮，捣饼晒干　白术土炒　肉苁蓉去心膜　川巴戟去心　人参去芦　鹿角胶各二两

上为末，将鹿角胶酒化开，加炼蜜为丸如梧桐子大。

---

① 天一生水地二生火：《易经》中"天一生水"讲的是先天大道，乾的中爻落于坤宫，这就是坎卦，整个过程就是天一生水；"地二生火"讲的是坤的中爻上于乾殿，这就是离卦。因为天生水、地生火，由此坎离定乾坤。

每服九十丸，空心，滚白汤送下。

太极丸（二十二）

人身五脏，范①天五行，一有不和则为灾疾。药有五味，各主五脏，可使调和，故曰太极。

黄柏属水，主滋肾水，苦以坚精。去皮，盐酒浸二日，炒褐色为末，净三两六钱　知母属金，主清润肺金。苦以降火，佐黄柏为金水相生。去皮，酒浸一宿，炒干为末，净二两四钱　破故纸属火，主收敛神明，能使心包之火与命门火相通，故元阳②坚固，骨髓充实，盖涩以去脱也。新瓦炒香为末，净二两八钱　胡桃仁属木，主润血气。凡血属阴，阴恶燥，故用油以润之，佐故纸有水火相生之妙。方书云：黄柏无知母、胡桃仁，无故纸，犹草木之无叶也。去皮，待各药末成，研如泥，净三两二钱和入众药内　砂仁属土，醒脾开胃，引众药下补丹田，香而能窜，和合五脏冲和之气，如天地以土为冲气也。去壳，将五钱用川椒一两同炒透，去椒不用，又用五钱不炒，共为细末，净一两

上五味各制为末，如法和匀，炼蜜为丸如梧桐子大。每服七十丸，用滚白汤或酒随意送下，早晚各一服。服久效不可言，服至终身成地仙矣。膏粱痰火人不宜用。

四灵丹（二十三）

好松脂透明者一斤四两，以无灰好酒砂锅内桑柴火煮，数以竹杖搅稠黏，住火以瓦瓶盛水投内结块，又复以酒煮之，一日如此九遍，煮三日共计二十七遍，其脂莹然如玉，入口不苦涩为度，捣为细

---

① 范：效法。《孟子·滕文公》："吾为之范我驰驱，终日不获。"
② 阳：原作"气"，据《本草纲目·补骨脂》改。

末，净用十二两。凡煮不宜酒少，少则宜焦。酒耗大半即可　白茯苓去皮筋为末，净八两　甘菊花家园味甘者，野菊不用。去梗叶为末，净用八两　柏子仁去壳净，炒去油为末，净用八两　怀庆熟地黄取肥大沉水者，晒干秤八两足，以清酒洗净，蒸半日，捣如泥

上为末，与地黄和匀，炼蜜为丸如梧桐子大。每服七十二丸，空心，好酒送下。

凡修合必择天医①黄道吉日，勿令妇人、鸡、犬见。服药亦择吉日。此方出《摄生众妙方》内，云是荥阳王都宪所传，公在陕时得之。一总戎年九十余，自幼服此方，精力倍加，胃气强健，饮食日增，寿故弥长。秘而不传，公恳得之，如法修服，不间寒暑，亦获奇效。

滋肾丸（二十四）

平补气血，滋阴降火。少年气血素弱，人服极效，女人亦宜。

川芎一两　当归身酒浸烘干，二两　白芍药酒炒，二两　人参去芦，二两　怀熟地黄二两　甘草炙，一两　白术陈土炒，二两　白茯苓去皮，二两　黄柏去粗皮，童便浸炒，二两　知母去皮，蜜水拌炒，二两　甘州枸杞去梗，二两　牛膝去芦，酒洗，二两　赤白何首乌黑豆蒸七次，各四两

上为末，炼蜜为丸如梧桐子大。每服九十丸，空心，淡盐汤送下。

---

① 天医：掌管疾病之事的星神。《协纪辨方书·义例二·成》："天医者，天之巫医，其日宜请药避病，寻巫祷祀。"

大补阴丸（二十五）

温补下元，滋阴降火。酒色人、年五十以上，服之极效。

川黄柏去粗皮，净四两。一两盐酒浸炒，一两蜜水浸炒，一两童便浸炒，一两醋浸炒，俱炒褐色勿焦　知母去皮，四两。四制同黄柏　鹿角胶二两　鹿角霜四两　龟板胶二两　龟板霜四两　牛胆槐子净八两，腊月装入牛胆至仲春取出听用　女贞实即冬青子，冬至日采，蜜水九蒸九晒，四两　虎胫骨一两，酥制　熟地黄怀庆者四两　山茱萸去核，二两　北五味子去梗，一两　锁阳一两　干姜炒焦①，三两　雄猪脊髓一条

上为末，炼蜜一斤，先将龟、鹿胶化开，和为丸如梧桐子大。每服九十丸，空心，煨盐汤送下。

一方有乌药叶四两。

加味琼玉膏（二十六）

补血益损，清金水以滋化源，老少虚损极效。

怀生地黄四斤　白术四两　白茯苓十五两　人参六两　甘州枸杞子半斤净，去梗　麦门冬去心，净半斤　天门冬去心，净半斤

上先以地黄酒洗净，用水四碗浸一昼夜，捣取自然汁和蜜三之一，以参、苓等药先为末，拌入蜜与地黄汁内，用瓶贮，与纸三十重并箬②包其口，用桑柴火蒸煮三昼夜。取出，再换蜡纸包封十数重，沉井底一昼夜，取起再如前

---

① 焦：原作"钱"，据吴本改。
② 箬：即箬竹，竹的一种。此指箬竹的叶。

煮半日。每日清晨，食远，白汤点服。清肺健脾，养血润燥。须以鸡犬不闻处制之，其蜜用生绢滤净，地黄勿犯铁。

山精丸（二十七）

健脾除湿，去火消痰神效。

苍术二斤，茅山者，先用米泔水浸三日，用竹刀刮去粗皮，阴干　桑椹紫熟者一斗，取自然汁去渣，将苍术浸入汁内令透，取出晒干，又浸又晒，如此者九次，用木臼捣为细末　甘州枸杞一斤，去梗　地骨皮去木、土，一斤

上并晒为末，与苍术末和匀，炼蜜为丸弹大。每服二丸，百沸汤下。

按：此方强脾益肾，老少俱效。

还元丹（二十八）

养脾补肾最妙，老人尤宜。常服脾泄、肾泄俱效。

山药姜汁炒　白茯苓去皮　小茴香　薏苡仁炒　莲肉去皮、心　砂仁炒　神曲半斤　粉草半斤，二味共炒一时，不可焦

上为末，用黄牛胎犊一条，一斤以下者佳。熬膏入糯米粉四两，和成硬糊样为丸弹大。每服大人二丸，小儿一丸，饥时饮汤嚼下。

按：此方脾肾要药，功效甚大，不能尽述。

玉拄杖（二十九）一名一秤金，一名小接命

填精益肾，乌须黑发，延年益寿。方士以此为服食。

没石子五钱　沉香二钱　大茴香三钱　槐子三两　五加皮三两　枸杞子三两　破故纸新瓦炒，三两　怀熟地黄三两

上药共一斤，胡桃肉一斤，白糖半斤共为末，炼蜜一斤为丸如弹大。每服二丸，空心，盐汤化下。

按：此补肾为主，须发虽不即黑而润泽不燥，尤为妙也。西北高燥人宜常服。

二至丸（三十）

清上补下第一方，价廉而功极大，常服累有奇效。

冬至日取冬青子不拘多少，阴干，以蜜、酒拌透，合一昼夜，粗布袋擦去皮，晒干为末，新瓦瓶收贮。待夏至日取旱莲草数十斤，捣自然汁熬膏和前药末为丸如梧桐子大。每服百丸，临卧时酒送下，其功甚大。初服便能使老者无夜起之累，不旬日使膂力①加倍，又能变白须发为黑，理腰膝，壮筋骨，强阴不走。酒色、痰火人服尤更奇效。

天门冬膏（三十一）

滋阴降火，清肺补肾，充旺元阳。昔有一王子单服此膏连生三十二子，寿年百岁，行步轻健，耳目聪明如童子。

用天门冬拣去枯坏者十五斤，用温水润透，去皮、心，净，晒干。用净肉十斤捣碎，每斤用水五碗，共五十碗入铜锅，慢火煮干三停②之二，用布绞净。将渣再捣烂，用水三十碗再熬约减大半，又以布绞净去渣不用。将前后二汁和一处，文武火熬至滴水不散，似稀糊样取起，出火

---

① 膂力：即体力。

② 停：均等。明·陶宗仪《辍耕录·写山水诀》："矾法：春秋胶矾停，夏日胶多矾少，冬日矾多胶少。"

毒三日。以磁罐收贮封固。每日空心，上午、下午先挑膏半盏在碗内，以滚白汤调开服之。冬月用酒服，有痰用淡姜汤调服。大抵此膏最宜酒色过度之人，常服极好。上焦热有痰，食后多服一次。下焦热小便赤涩，空心多服一次。

按：此方肺肾之药，清金补水果妙。

十珍膏（三十二）

补养血气，调理脾胃，清肺滋肾。寻常预服调补，及大病后调补要药。

人参去芦，八两　白术洁白者佳，苍黑不用，净一斤　北五味子去梗，四两　川归身酒洗净，去头尾，烘干，净用八两　黄芪去芦梢，八两　天门冬去心，净八两　麦门冬去心，净八两　怀生地黄肥大沉水不枯者　怀熟地黄肥大沉水不枯者，各十两　甘州枸杞子去梗，八两

上药切片制净，入铜锅内用水浸高于药二寸，文武火熬至药面上无水，以新布绞取清汁，另放。将渣入臼内捣如泥，下锅内仍用水高二寸再熬，候药面上水干，又绞取清汁。将渣又捣又熬，如此三次，以渣无味为度，去渣不用。将前后三次药汁再入锅内，文火熬如稀糊样，下炼蜜八两，再熬二三沸收起，隔宿必有清水浮上，亦宜去之。其膏放井水缸内，出火毒三日。每服半盏，滚白汤空心，食远时调服，一日二次，极有奇效。

何首乌丸（三十三）

补益肾肝，聪耳明目，却病延寿第一药也。

何首乌赤、白各半不拘多少，用砂锅柳木甑蒸，下用红枣一层，中用黑豆一层，再安何首乌于豆上。又用黑豆一层，红枣一层盖之。慢火蒸半日，以豆极烂为度。将何首乌乘热捣碎，晒干为细末。每药末一斤，用甘菊花去梗叶，另为末二两和匀，以人参固本丸料熬膏和为丸如梧桐子大。每服九十九丸，空心，白汤送下。

按：此方每见合服，累有奇效，不能尽述。

经验何首乌丸（三十四）

专治老人衰弱，血气不足，遗尿失禁，须发斑白，湿热相驳，腰背疼痛，齿酸脚软，行步艰难，眼目昏花，此药皆可治之。久服轻身延年耐久，添精补髓，益气强筋。修合务要精制，无不应效。

何首乌六两，用黑豆水浸煮七次，晒干。再煮，又晒，如前七次　黄柏四两，一两酒炒，一两乳汁炒，一两童便炒，一两青盐水炒　松子仁去壳净，一半去油，一半不去油　柏子仁去壳　菟丝子酒煮烂，碾为末　肉苁蓉酒浥干，净　牛膝酒洗，去芦　天门冬去心，焙干　白术净，不用油者，去梗　麦门冬去心，焙干　白茯苓去皮　小茴香酒炒　甘州枸杞子酒洗，炒干　当归酒洗，炒干　白芍药　熟地黄酒洗，焙干　生地黄酒洗，焙干。以前十五味每味二两　人参去芦　黄芪蜜炙，二味各一两二钱

上为细末，加核桃仁，去壳并仁上粗皮，研如泥，和炼蜜为丸如梧桐子大。每服五十丸，空心，酒米饮任下。半月半效，一月全效。

四制黄柏丸（三十五）

此药与前药相兼服。

用黄柏去粗皮一斤，四两酒炒，四两童便炒，四两乳汁炒，四两青盐水炒，共合为一处。每日用乳汁浸，晒干，复用乳浸、晒无度，待臭味甚作无厌①至，连秤得二斤，则内有干乳一斤矣。然后为细末，炼蜜为丸如梧桐子大。每服五七十丸至百丸，空心酒下，或淡盐汤下。

长春丹（三十六）

补益肾肝，聪耳明目，却病延寿。

何首乌用水浸去粗皮，竹刀切片，赤、白各三斤。黑豆拌，蒸晒九次为末，净二斤　仙茅竹刀刮去芦②，用粳米泔浸去皮，黑豆拌，蒸晒九次，净末二斤　白茯苓去皮为末，水飞去筋，取沉底，晒干，用粳米铺底，放上蒸三次，研，净末一斤　茅山苍术米泔水浸去粗皮，切片，老米拌，蒸晒九次　牛膝去芦，酒浸一宿，同何首乌蒸三次，净末各一斤

上各为末，和匀，炼蜜为丸如梧桐子大。每服百丸，空心，滚白汤下。忌牛肉、萝卜、葱、蒜。

按：此方即仙茅丸，一云加桑葚汁一斤拌苍术末尤妙，中年以后服极效。

神仙长春广嗣丹又名保命延龄丹（三十七）

按：此方专治男子五劳七伤，颜貌衰朽，形体羸瘦，中年阳事不举，精神短少，未至五旬须发先白，左瘫右痪，步履艰难，妇人下元虚冷，久不孕育，累经奇验。

人参去芦，一两　天门冬去心，一两　淮山药姜汁炒，二

---

① 无厌：没有限止。
② 刮去芦：原作"去芦刮去"，据文义改。

两 当归酒洗，一两 泽泻去毛，一两 怀生地黄二两 熟地黄二两 川巴戟去心，二两 川牛膝去芦，酒浸晒干，二两 山茱萸去核，一两 肉苁蓉酒洗，去心膜，晒干，三两 菟丝子酒洗去土，仍用酒蒸，捣饼晒干，四两 远志去芦，甘草汤泡，去心，三两 赤石膏①另研，一两 白茯苓去皮，一两 川杜仲去粗皮，姜汁炒断丝，二两 甘州枸杞子去梗，三两 地骨皮去木，洗去土，净二两 车前子去土，一两 石菖蒲去毛，一寸九节者为佳，铜刀切片，炒，一两 柏子仁去壳，炒，一两 广木香一两 川椒去目梗、闭口者，炒出汗，净二两 覆盆子去梗，一两 北五味子去梗，一两

上药二十五味，合五五之数，共为末，炼蜜为丸如梧桐子大。每服三十丸，空心，上午、下午各用温酒送下，日进三服。服药十日，小便杂色，是旧疾出也。又十日后，鼻头酸，言语雄壮，胸中疼痛，咳嗽吐脓，形色不衰，是肺病出也。一月后，腹中一应七情气滞脾胃，劳倦，沉寒痼冷，诸积皆退。百日后，容颜不衰，须发变黑，齿落更生，老弱亦能康健，目视十里，力加百倍，行路不倦，寿算延长，却病多子。此系旧方所载，其言似张大靡实，不可尽信，然观其药味，固平和之剂也。（附录）

延龄育子丸（三十八）

治少年斲丧，中年无子，妇人血虚不能孕育。此方一料，夫妇齐服，服尽即孕，累经奇验，信非虚言。

---

① 膏：《本草纲目·五色石脂》时珍曰"膏之凝者曰脂"。

天门冬去心，五两　　麦门冬去心，五两　　怀生地黄　怀熟地黄肥大沉水者，各五两　　人参去芦，五两　　甘州枸杞子去梗　菟丝子洗净，酒蒸捣饼晒干，五两　　川巴戟去心，五两　　川牛膝去芦，酒洗，净五两　　白术陈土炒，五两　　白茯苓去皮，牛乳浸晒，五两　　白茯神去皮心，人乳浸晒，五两　　鹿角胶真者，五两　　鹿角霜五两　　柏子仁炒，去壳，净五两　　山药姜汁炒，五两　　山茱萸去核，净五两　　肉苁蓉去内心膜，五两　　莲蕊开者不用，净五两　　沙苑蒺藜炒，五两　　酸枣仁炒，净二两　　远志去芦，甘草灯芯汤泡去心，净二两　　北五味子去梗，二两　　石斛去根，二两

上药二十四味，合二十四气。一百单八两，合一年气候之成数，为生生不息之妙。各制净为末，将鹿胶以酒化开，和炼蜜为丸如梧桐子大。每服男人九十丸，妇人八十丸，空心，滚白汤下。忌煎炙，葱、蒜、萝卜。

按：此方南人服效。

秘传六神丸（三十九）

固真育子，累有奇效。

莲蕊须未开者佳，渐采渐晒，勿令器净，用四两　　生芡实大者，二百个去壳　　龙骨煅，五钱　　山茱萸鲜红者去核，净肉三两　　覆盆子净，二两　　沙苑蒺藜炒，四两。要真者，假的五两

上先将蒺藜捣碎，水熬膏滤去渣，其渣仍晒干和众药为末，炼蜜和蒺藜膏为丸如梧桐子大。每服九十丸，空心，煨盐汤下。

按：此方北人服效，用者察之。

延龄育子龟鹿二仙胶（四十）

此方试极效，专治男、妇真元虚损，久不孕育，或多女少男。服此胶百日即有孕，生男应验神速。并治男子酒色过度①，销铄真阴，妇人七情伤损血气，诸虚百损，五劳七伤并皆治之。

鹿角用新鲜麋鹿杀角，解的不用，马鹿角不用。去角梢脑骨二寸，绝断劈开，净用十斤　龟板去弦，洗净，五斤，槌碎

上二味袋盛，放长流水内浸三日，用铅坛一只，如无铅坛底下放铅一大片亦可。将角并板放入坛内，用水浸高三五寸，黄蜡三两封口，放大锅内桑柴火煮七昼夜，煮时坛内一日添热水一次，勿令沸起。锅内一日夜添水五次，候角酥取出洗，滤净去渣。其渣即鹿角霜、龟板霜也。将清汁另放。外用人参十五两，枸杞子三十两，用铜锅以水三十六碗熬至药面无水，以新布绞取清汁，将渣石臼木槌捣细，用水二十四碗，又熬如前。又滤，又捣，又熬，如此三次，以渣无味为度。将前龟、鹿汁并参、杞汁和入锅内，文火熬至滴水成珠不散乃成胶也。候至初十日起，日晒夜露至十七日。七日夜满，采日精月华之气。如本月阴雨缺几日，下月补晒如数。放阴凉处风干，每服初一钱五分，十日加五分，加②至三钱止，空心，酒化下。

此方专主无子，全要精专，常服乃可。往往服药者或日旬之间，药未入口先汲汲于速效，虽秦越人之妙剂，当

---

① 度：原阙，据文义补。
② 加：原作"如"，据吴本改。

医便

五六

亦弗如是也，此不可不知。

秋石乳酥丸（四十一）

补气养血，接真元，降阴火，生肾水，此以真补真之妙药也。

秋石半斤，炼法见前同乳粉。收秋露数晚，晒干听用　乳粉晒干，四两。晒法：取人乳若干，即下铜锅内煎熬成膏，用大磁盆盛于烈日中晒之，盆下用水乃未济①之妙也，否则永晒不干　白茯苓一斤，去皮为末，水淘去筋膜，沉底者，晒干，净半斤　天门冬去心，四两　麦门冬去心，四两　人参去芦，四两　怀生、熟地黄各四两，酒洗，烘干，不犯铁　甘州枸杞子去梗，四两

上为末，炼蜜为丸如梧桐子大。每服三十丸，空心，滚汤送下，好酒亦可。

按：此方男女血虚成痨者服效。

小接命丹（四十二）

治男、妇气血衰弱，痰火上升，虚损困惫，饮食少进，并治左瘫右痪，中风不语，手足腰膝、身体疼痛，动履不便，极效。

用人乳二酒盏，香甜白者佳。好梨捣汁一酒盏，倾放镟②或铜镟内，入汤锅炖滚，有黄沫起开青路③为度。每日空心一服，能消痰，补虚，生血。乃以人补人其效无

---

①　未济：《周易》第六十四卦名，意谓火上水下，火势压倒水势，故称未济。

②　镟：即镟子，一种盛水的金属器具。

③　青路：即青云有路的缩写，节节高升的意思。此指黄沫高起之意。

加。其中风不语，半身不遂，曾照此方治好数人。

长春真人保命服食（四十三）

治诸虚百损，五痨七伤，四肢无力，手足顽麻，血气虚耗，面黄肌瘦，阳事不举，眩晕恶心，饮食少减。此方能补诸虚，添精益髓，滋润皮肤，充壮神气，身体轻健，开胃进食，返老还童，发白再黑，齿落更生，颜貌如童，大有神效。

白茯苓去皮　天门冬去心　山药姜汁炒　怀熟地黄　何首乌忌铁，照前蒸晒九次　枸杞子甘州者，去梗，各净四两　干姜煨，二两　小茴香炒，一两　青盐少许　莲肉去皮、心，半斤　麦门冬去心，四两　鹿角胶四两　鹿角霜四两　破故纸四两，麻油一两炒　大核桃去壳并皮，半斤　没石子十个　旱莲草晒干，净末一斤　新粟米一升，为末，用牛乳二斤拌米粉煮作糊，丸药

上为细末，以前米糊为丸如弹大，每丸湿重五钱，干约三钱。每服一丸，滚白汤调化服，日进二服。不拘在家在外，少者一服，老者二服，男女皆同。

按：此方补虚养胃，虽三五日不食，亦不饥不渴。

补血顺气药酒方（四十四）

清肺滋肾，和五脏，通血脉。

天门冬去心　麦门冬去心，各四两　怀生、熟地黄肥大沉水，枯朽不用，各半斤　人参去芦　白茯苓去皮　甘州枸杞子去梗，各二两　砂仁七钱　木香五钱　沉香三钱

上用瓦坛盛无灰好酒三十斤，将药切片，以绢袋盛放

坛内，浸三日，文武火煮半时，以酒黑色为度。

如热，去木香减人参五钱。

如下虚或寒，将韭子炒黄色为细末，空心，用酒三五盏，每盏挑韭末一铜钱饮之。妇人下虚无子，久饮亦能生子。用核桃连皮过口。

此药甚平和，治痨疾，补虚损，乌须发，久服貌如童子。忌黄、白萝卜，葱、蒜，否则令人须发易白。

许真人（叔微）神验椒丹（四十五）

专治五痨七伤，诸虚百损，并治诸虫积，暖下元。

用真正川椒二斤半，拣去枝目，用釜一只覆于地上，四围用刀画记，去釜，用炭火烧红其地，用米醋泼地，将纸摊椒在上，以釜盖之良久。取出为末，用炼蜜一斤四两为丸如梧桐子大。每服十五丸，空心，酒下。半年加至二十丸，一年后加至二十五丸止。忌五辛葱、蒜，余无所忌。其椒切勿用闭口者。

八仙早朝糕（四十六）

专补脾胃虚弱，膨闷，泄泻，不思饮食，服之神效。

白术炒，四两　白茯苓去皮，二两　陈皮去白，二两　山药姜汁炒，四两　莲肉去皮心，四两　薏苡仁炒，四两　芡实去壳，净四两　人参去芦，二两　桔梗炒干，一两

上为末，白粳米五升半，糯米二升，共七升半同粉共药和匀，用蜜三斤，如无蜜沙糖四斤代之拌匀，如做糕法入笼中划片，蒸熟焙干，瓦罐封贮。饥时取三五片食之，白汤漱口。

小儿用，加山楂肉四两，麦芽面四两，去人参。

按：此方不拘男女大小皆可用，出外甚便。

养元辟谷丹（四十七）

安五脏，消百病，和脾胃，补虚损，固元气，实精髓。能令瘦者肥，老者健，常服极效。

用黄犍牛肉不拘多少，去筋膜，切作棋子大片，用河水洗数遍，令血味尽；仍用河水浸一宿，次日再洗一二遍，水清为度。用无灰好酒入瓦坛内，重泥封固，用桑柴文武火煮一夜，取出，焙干为末。如黄沙色者佳，焦黑无用。牛末一斤，加入后药二斤为则。

山药切片，用葱盐炒黄，去葱、盐不用　白茯苓去皮为末，水浮去筋，晒干用　莲肉葱、盐炒，去心、盐用　白术洁白者，黄黑色不用。陈土炒黄，去土净　芡实粉去壳净　薏苡仁炒　白扁豆姜汁炒，各半斤　人参去芦，四两　小茴香去枝梗，炒，四两　干姜炒，四两　砂仁炒，二两　川椒去目，去闭口者，一两　青盐四两　甘草炙，四两　乌梅肉二两，熬汁①半瓯　粳米炒黄，净取粉，五斤半

上药为末，与米粉②同末和匀，外用小红枣五斤，陈年醇酒五斤，煮红枣极烂，去皮核捣膏，加炼蜜二斤半，共和为丸如弹大。每次二丸，不拘冷热汤水嚼下，一日服三五次，永不饥。

按：此方实王道之妙用，平时预合荒乱之时可以避难

---

① 汁：原作"去"，据吴本改
② 米粉：原作"粉米"，据吴本及洪本乙正。

济饥，虽一两月不食，不损胃中元气，宝之宝之，如渴只饮冷水。

辟谷休粮方（四十八）

此方亦平和有理，但未经试。

大豆五升，淘净去皮，蒸三次，为细末　大麻子五升，汤浸一宿，滤出蒸三次，令口开，去皮为末　糯米五升，淘净，共白茯苓一处蒸熟，晒干为末　白茯苓去皮，同糯米蒸熟，晒干为末

上将麻仁、米一处捣烂如泥，渐入豆黄末同和匀，团如拳大，再入甑蒸。从酉时上火，子末住火，寅时取出，辰至午晒干，磨为末服之，以饱为度。不得吃一切物，用麻子汁下第一顿，一月不饥。第二顿，四十日不饥。第三顿，一千日不饥。第四顿，永远不饥。颜色日增，气力倍加。如渴，饮麻仁汁转更不渴，且能滋润五脏。若欲吃食时，用葵子三合为末，煎汤放冷，服之解其药。后初间吃白米粥汤三日，一日四五次，每次少少饮之，三日后诸般饮食无避忌。服此药不食时，大忌欲事，余外不忌，此神仙度世之大宝也。

卷　二

春月诸症治例

《内经》曰："春三月，此谓发陈。天地俱生，万物以荣，夜卧早起，广步于庭，披发缓形，以使志生，生而勿杀，予而勿夺，赏而勿罚，此春气之应，养生之道也。逆之则伤肝，夏为寒变，奉长者少。"

大法春月天气上升，人气亦上升应之。故春月诸症宜吐、发散、升提，不宜降下、通利。盖吐即古之宣剂，今人谓宣为泻者误也。春月肝胆木气用事，木旺则土亏，故脾胃土气受邪，宜抑肝补脾药为主，清肺养心药佐之，随症施治，全在活法。虚则补之，实则泻之，寒则温之，热则清之，高者抑之，下者举之，以平为期，余皆仿此。今将春月诸症宜用方法详陈于下，对症施药，权而用之，毋胶柱而鼓瑟，始可以言医矣，故曰医者易也。

芎芷藿苏散（四十九）

治春初人事劳扰，饥饱失节，或解衣沐浴，触冒风寒致成内伤外感，头疼发热，呕吐眩闷，膈胀痛，恶食，或鼻流清涕，咳嗽生痰，鼻塞声重，并宜服一二剂即愈，仍忌腥荤三五日。

川芎一钱　白芷八分　细辛五分，去叶　干葛一钱　甘草三分，生　紫苏叶一钱　藿香八分，去土　半夏一钱，姜制陈皮八分　苍术麸炒，一钱　枳壳去穣，七分　桔梗去芦，七分

淡豆豉八分，不用亦可

上用姜三片，葱白一根，水一钟半煎八分，食后热服。有汗不用葱白。

单内伤无外感，单外感无内伤，各有本条。

头痛不止，加藁本八分。

呕吐不止，加干姜（炒）、砂仁（炒）各七分。

发热，或潮热不退，加柴胡、黄芩各一钱。

胸膈胀闷，加山楂、枳实各一钱。

发而汗不出，热不退，加麻黄一钱半，葱白二根。

咳嗽生痰，加杏仁、前胡、金沸花（去梗）各八两，南五味子五分。

芎苏香葛散（五十）

治春月感冒伤寒，及山岚瘴毒疠气。人感触之，头疼身痛，恶寒发热，人迎脉浮大者是。

紫苏叶去梗，一钱　香附炒　白茯苓去皮　干葛　藿香　半夏制　前胡去芦　陈皮　川芎各八分　白芷　防风去芦，各七分　甘草三分　苍术一钱五分　羌活一钱

上用姜三片，葱白连须二根，水二钟煎一钟，热服厚被覆汗出为度，无汗再服。忌鸡、鱼、猪、羊肉。

九味羌活汤（五十一）

解利春、夏、秋伤寒热病，极稳。

羌活一钱　防风一钱　苍术一钱五分　川芎一钱　黄芩一钱　白芷一钱　甘草五分　细辛五分　生地黄一钱，不用亦效

上用姜三片，葱白一根，水二钟煎一钟，热服，以汗

为度，无汗再服。

汗，原多去苍术加白术一钱。

渴，加石膏一钱。

热甚，加柴胡、山栀各一钱。

胸膈胀闷，加枳壳、桔梗各七分。

六神通解散（五十二）

治春末夏初伤寒并时行热病，发表甚捷。凡瘟疫初起，预用藿香正气散煎一大锅，每人服一碗，以防未然。若已病，用前九味羌活汤，并此服之，皆有奇效。

麻黄去根、节，一钱　防风一钱半　黄芩　石膏细末　滑石细末，各二钱半　苍术四钱　甘草一钱

上用姜三片，葱白五寸，淡豆豉五十粒，水二大钟煎一大钟，热服微汗，周身即解。一云南方春夏用防风，秋冬用麻黄，北方春夏依本方，秋冬倍麻黄。

芎芷香苏散（五十三）

治春月伤风，鼻塞声重，或流清涕，咳嗽，痰壅，气逆，人迎脉浮缓者是。

川芎　白芷　苏叶紫者，去梗　香附各一钱　陈皮　防风　羌活各八分　甘草五分

上用姜三片，葱白三寸，水一钟半煎八分，食后热服。

有痰，加半夏一钱。

咳嗽，加杏仁、桑白皮各八分，五味子十粒。

加减藿香正气散（五十四）

治非时伤寒头疼，憎寒壮热，痞闷呕吐，时行疫疠，山岚瘴疟，不服水土等症。

藿香一钱五分　白芷　川芎　紫苏叶　半夏　苍术各一钱　白术　白茯苓　陈皮　厚朴姜制，各八分　甘草三分

上用姜三片，枣一枚，水二钟煎一钟，食远热服。

加减补中益气汤（五十五）

治饮食劳力，读书刻苦，勤政伤神，饥饱失时，症类疟状，发热，头疼，恶寒，身强，体痛。苦劳极复感风寒则头疼如破，全似外感伤寒之症，误用发表之药鲜不伤人？故东垣先生发内外伤辨，首用此方，取济甚众。盖内伤之脉，右手气口三倍大于左手人迎，东垣辨法甚详，兹不复赘。

人参一钱半，去芦　黄芪一钱半，蜜炙　白术一钱　当归一钱，酒洗　甘草炙，十分　陈皮八分　升麻五分　柴胡五分

加半夏一钱二分，黄柏八分，茯神、枣仁、贝母、甘枸杞各一钱二分

按：此方用升麻、柴胡能升提阳气下陷。盖柴胡能使胃中之清气左旋而上达，升麻能使胃中之清气右旋而上升，有此妙用，人多不考。

上用姜三片，枣一枚，水二钟煎八分，食远服。或加黄柏五分，以救肾水而泻胃中伏火尤妙。如身大热，只一服，气和微汗而愈。

夏月神短，加麦门冬、五味子。

口干，加葛根。

身刺痛乃少血，加当归。

头痛，加川芎、蔓荆子。头顶痛加藁本、细辛。诸头痛，并用此四味。

有痰，加半夏、生姜。

咳嗽，春加川芎、佛耳草；夏加黄芩、麦门冬、五味子；秋加黄芩、麻黄、金沸草；冬加款冬花、马兜铃。久嗽乃肺中伏火，去参、芪。

饮食不下乃胃中有寒，或气滞。春加青皮、陈皮、木香。冬加益志仁、草豆蔻仁；夏加芩、连；秋加槟榔、砂仁。

心下痞，加枳实、黄连、白芍药。

腹胀，加枳实、木香、砂仁、厚朴。

天寒，加姜、桂。

腹痛，加白芍药、炙甘草。有寒，加桂心。夏月加黄芩、甘草、芍药；冬加半夏、益智仁、草豆蔻。

胁痛，加砂仁、柴胡、甘草、白芍药。

如脐下痛，加熟地黄，不止乃是寒，加官桂。

脚软，加黄柏、防己。

附子理中汤（五十六）

治房劳内伤，寒邪中阴，面青腹痛，六脉沉微。无头疼，无大热者宜用。若阳厥并阳症似阴，误服必致夭人，慎之慎之。

人参去芦，二钱半　白术土炒，二钱　甘草炙，一钱　干

姜泡，二钱　附子生，二钱

倍甘草去参、术，名四逆汤。加川乌、鹿茸各一钱半，名三建汤。若在疑似，只以灸法，并热盐熨，甚稳。

上用水一钟半，姜五片，煎七分，温服。

饮食内伤亦头痛发热，胸膈呕吐，俗呼夹食伤寒。两寸脉弦紧，右关脉洪大，关沉濡者是。此当分治不可混一。盖饮者水也，伤无形之气。食者物也，伤有形之血。

生姜五苓汤（五十七）

治大饮冷水伤脾，过饮酒而伤气。

生姜　猪苓　泽泻　白术　白茯苓　半夏　枳实各一钱　甘草三分

上用水一钟半煎七分，温服，取小汗。此治伤饮之轻者。

若重而水蓄积为胀满者，本方去甘草加大戟（长流水煮三次，去皮晒干）七分，芫花（醋浸，炒干）、甘遂（面包煨，去面，去心）各八分，黑牵牛（研末）二钱，槟榔一钱，用水二钟煎一钟，空心服，利水尽即愈。

半夏神曲汤（五十八）

治过食、寒冷、硬物及生瓜果致伤太阴、厥阴，或呕吐，痞闷，肠澼，或腹痛，恶食。此治伤之轻者。

陈皮一钱　白术一钱五分　半夏一钱二分　干姜炒，八分　神曲炒，一钱　三棱醋炒　莪术醋炒　白茯苓去皮　山楂去核　枳实炒，各一钱　砂仁七分，炒　麦芽炒，八分

上用姜三片，煎热服，不拘时。

神保丸（五十九）

消一切生冷积滞，此治伤之重者。

全蝎干者，十个　木香二钱五分　胡椒二钱　巴豆四十九粒，去壳、皮、心、膜、油

上三味为末，入巴豆霜和匀，炊饼为丸如麻子大，朱砂为衣。每服五十丸，随症调饮冷下。

按：此丸北人甚效，南人斟酌用之，小儿二丸。

枳实青皮汤（六十）

治食热物过伤太阴、厥阴，呕吐，膨胀，下痢。

白术一钱半　枳实　青皮　陈皮　黄连姜汁炒　麦芽　山楂肉　神曲炒，各一钱　甘草三分　酒大黄一钱七分

上用水二钟煎一浅钟，温服。此伤之轻者，伤重用后方。

万病遇仙丹（六十一）

治湿热内伤血分之重者。

黑牵牛一斤，半生，半炒，取头末五两　大黄酒浸，晒干　三棱　莪术　猪芽皂角去弦、子　茵陈　枳壳去穰　槟榔各四两，俱生　木香一两

上为细末，用大皂角打碎去子，煎浓汤去渣，煮面糊为丸如绿豆大。每服实而新起二钱，虚而久者一钱，白汤送下。小儿各减半。

食积所伤，本物煎汤下。

大便不通，麻仁汤下。

小便不通，灯心木通汤下，随病轻重加减调引。

加味小青龙汤（六十二）

治春初寒邪伤肺咳嗽。

干姜炒黑　细辛　麻黄　桂枝　甘草各五分　白芍药　五味子各一钱　半夏姜制，一钱五分　枳壳　桔梗各五分　白茯苓　陈皮各八分

上用姜三片，水煎食少时稍热服。

升麻葛根汤（六十三）

治大人、小儿时气瘟疫，发热头疼，及疮疹已发未发疑似之间，并宜服之，极稳。

升麻　葛根　白芍药各一钱半　甘草一钱

上用姜三片，葱白三寸，水一钟半，煎七分，食远服。

头疼，加川芎、白芷各一钱。

身痛背强，加羌活、防风各一钱。

发热不退，春加柴胡、黄芩各一钱五分，防风一钱；夏加黄芩一钱五分，石膏二钱五分。

咽痛，加玄参、桔梗各一钱。

头项面肿，加防风、荆芥、连翘、白芷各一钱半，石膏三钱，牛蒡子、川芎各一钱。

小儿麻疹，加防风、连翘各一钱。

痘疹未发依本方。已发属热，加连翘、紫草各一钱。

大人遍身瘾疹，加防风、苍术各一钱半，牛蒡子、苍耳子、浮萍草各一钱。

防风通圣散（六十四）

通治诸风湿热，疮毒，时行热病。

防风　川芎　当归　白芍药　连翘　薄荷各一钱　荆芥穗　白术　山栀各七分　黄芩　桔梗各一钱半　石膏一钱滑石三钱　甘草五分

上用姜三片，水二钟煎一钟，食远服。

此方内大黄、芒硝、麻黄对症渐加。

风热内甚，欲下加大黄三钱，芒硝二钱。

风湿热在表，欲汗加麻黄二钱，葱白三根。

自利体寒，去硝、黄。

自汗，去麻黄，加桂枝（春夏八分，秋冬一钱），常用依本方。

加味治中汤（六十五）

治春月肝木乘脾，腹痛久泻不止。

人参一钱半　白术陈土炒，二钱半　白芍药醋炒，一钱五分甘草炙，一钱　青皮去瓤，麸炒，七分　陈皮去白，一钱　干姜炒黑，一钱　苍术麸炒，一钱半　升麻五分　柴胡五分　防风五分　白茯苓一钱

久泻虚寒，加熟附一钱。

上用姜三片，加大枣二枚，水二钟煎一钟，食前服。

人参败毒散（六十六）

治感冒非时伤寒，头疼，身热，拘急，憎寒壮热，及时行瘟疫热毒。

人参一钱　羌活一钱半　独活一钱　柴胡一钱二分　前胡

一钱　葛根一钱　甘草五分　桔梗　枳壳　茯苓各八分　川
芎　苍术各一钱

劳役得病，倍用人参，加白术、当归、白芍药，去独
活、前胡。

饥馑兵乱之余，饮食不节，起居不常，致患时行瘟热
病，沿门阖境传染相似，宜此方加白术、黄芪（生），倍
人参，去前胡、独活甚效。

若多服未效，而有寒热往来者，必用小柴胡汤不拘服
数，并无过失。

又有一种虾蟆瘟病，使人痰涎风壅，烦热头疼，身痛
呕逆，或饮食起居如常，但咳声不响，续续相连，俨如蛙
鸣，故俗号曰虾蟆瘟也。嘉靖巳未五六七月间，江南淮北
在处患动，数百里皆同。甚至赤眼，口疮，大小腮肿，喉
闭，风壅，喷嚏，涕唾①稠黏，并用此方去茯苓、桔梗、
独活，加青皮、陈皮、白术、藿香。但以荆芥为引，不用
生姜、薄荷，一二服即愈。

治时行热病单方（附前）

歌曰：

人间治疫有仙方，一两姜蚕二大黄。

姜汁为丸如弹大，井花调服便清凉。

治瘟疫不相传染方（六十七）

赤小豆不拘多少，以新布囊盛放井中浸二日取出，举

---

①　唾：原作"嗄"，据吴本及洪本改。

卷
二
七
一

家各服二十一粒，不染试效。

凡入瘟疫之家，以麻油调雄黄末涂鼻孔中，或预饮雄黄烧酒一二杯，然后入病家则不相传染。既出则以纸捻探鼻深入，令喷嚏为佳。

神术散（六十八）

治闽广山岚瘴气，不服水土等症。

厚朴一钱　苍术二钱半　陈皮一钱半　甘草一钱　石菖蒲一钱　藿香一钱半

上用姜三片，枣一枚，煎服。

一方用香附一钱半代菖蒲，名神术散，气散尤妙。

紫金锭即万病解毒丸（六十九）

治山岚瘴气，并岭南两广蛊毒。若从宦于此，才觉意思不快即服一锭，或吐或痢，随手便瘥。又误中一切毒物，若牛马六畜中毒，亦以此药解之。

山慈菇此味与老鸦蒜相似，但蒜无毛而此上有毛包，宜辨真。去皮焙干，净末二两　千金子一名续随子，去壳，研去油，二两　红芽大戟一名紫大戟，江南者佳。形如甘草而坚，不可用绵大戟。焙干，净末一两半　麝香三钱，另研

一方有雄黄五钱，无亦效。

上为末，以糯米打糊和匀，捣千余下。一方印作四十锭，每服半锭，水磨服。一切肿毒，磨涂患处，须择冬

至、端阳、七夕、重阳日，天月二德①天医日，洒扫净室，焚香至诚修合无不灵验。忌妇人、鸡、犬、孝子见。

发散伤寒单方（七十）

凡遇伤寒仓卒无药，不问阴阳二症，只用生姜一两，葱白十茎，好酒二大钟煎一大钟，去渣热服，被盖周身汗透即解。勿令汗太过，忌大荤五七日。春秋依此本方，夏月姜、葱减半，冬月倍用。若加黑豆二合（炒），同姜、葱煎服，冬月尤妙。

发散伤风单方（附前）

用紫苏叶二钱，油核桃五个，打碎，姜三片，葱白二根，水二钟煎一钟，热服微汗即解，夏月不用葱。

按：此二方极效，出路荒僻无医之处，甚便。

夏月诸症治例

《内经》曰："夏三月，此谓蕃秀，天地气交，万物华实，夜卧早起，无厌于日，使志无怒，使华英成秀，使气得泄。若所爱在外，此夏气之应，养长之道也。逆之则伤心，秋为痎疟。奉收者少，冬至重病。"

大抵夏三月，天气蕃育，阳气发越于外，阴气伏藏于内，是故夏月诸症宜补阴养阳，盖脾胃喜温而恶寒，食忌瓜果冰水，药禁纯用寒凉。先哲每于诸凉药中必加炮姜，

---

① 天月二德：是天德和月德的合称。天德，也称"天德贵人"，以出生月份的地支，结合出生日期、时辰的天干所反映出来的一种吉星。月德，以出生月份的地支，结合出生日期的天干反映出来的吉星。他们俩结合起来，就是天月德，用来占卜。

正此意也。盖夏月心、小肠火用事，肺、大肠金受伤。孙真人制生脉散于夏月救天暑之伤庚金，金清则水得以滋其化源，其旨微矣。东垣推广其意，制清暑益气汤，专以胃气为本。盖土旺而金自荣，不为火所制。脾胃旺自能健运，荣养百骸，暑湿之邪自不能干矣。今将夏月合用诸方详陈于下，对症活用，无执一也。

注夏病① （七十一）

夏初春末，头疼脚软，食少体热，精神困惫，名曰注夏，病属阴虚元气不足，宜用此方治之。

黄芪　人参各一钱　白术一钱半　甘草炙，五分　陈皮
当归　白芍药　黄柏各八分　麦门冬一钱　五味子九粒

上用水一钟半，姜一片，枣一枚，煎服。有痰加半夏。

生脉散 （七十二）

止渴生津，救天暑之伤庚金，夏至后宜常服之。

人参一钱半　麦门冬二钱　五味子一钱

上用白水煎服。

益元散 （七十三）

治暑月身热，小便不利。此药性凉，除胃脘积热，又淡能渗湿，故利小便而散湿热也。

桂府滑石六两，飞　甘草一两，另研

上各为末和匀，每服三五钱，新汲水调下。

---

① 注夏病：原脱，据《提纲》补。

夏月身热汗出，恶寒而渴者，名曰中暍，此方主之。

人参白虎汤（七十四）

石膏四钱　知母二钱　粳米三钱　人参一钱半　甘草一钱

上用水一钟半，煎服。

夏月发热恶寒，身重疼痛，小便涩，洒然毛耸，手足逆冷，小有劳身即热，口开，前板齿燥，脉弦细虚迟，此表里中暍也。用补中益气汤加香薷、扁豆。有热加黄芩、黄连。方见春类

黄连香薷饮（七十五）

治伤暑腹痛，自汗，恶心，或吐，或泻，身热。

香薷二钱　厚朴　白扁豆炒　黄连各一钱　甘草炙，五分

上用水二钟煎一钟，放冷徐徐服。

夹痰，加半夏、南星各一钱。

若虚，加人参、黄芪各一钱。

清暑益气汤（七十六）

治长夏湿热蒸人，人感之则四肢困倦，精神减少，懒于动作，胸满气促，肢节疼痛，或气高而喘，身热而烦，心下膨闷，小便黄而数，大便溏而频，或痢，或渴，不思饮食，自汗体虚。

黄芪　苍术麸炒　升麻　人参　白术各一钱　神曲　陈皮　泽泻　麦门冬各五分　甘草炙　黄柏酒炒　当归各四分五味子十粒　葛根二分　青皮麸炒，二分

上用姜二片，枣一枚，水二钟煎一钟，食远服。

六合汤（七十七）

治心脾不调，气不升降，霍乱，转筋，呕吐，泄泻，寒热交作，痰喘咳嗽，胸膈痞满，头目昏痛，肢体浮肿，嗜卧倦怠，小便赤涩。并伤寒阴阳不分，冒暑，伏热，烦闷，或成痢疾，中酒①，烦渴，畏食，并妇人胎产呕吐。

砂仁七分　半夏一钱　杏仁　人参　赤茯苓　厚朴　白扁豆　藿香叶各八分　白术一钱　木瓜　苍术各五分　甘草三分

上用姜三片，枣一枚，水二钟煎一钟，食远服。

附：霍乱吐泻。始因饮冷，或冒寒，或大饥，或大怒，或乘舟车马，伤动胃气而致。

若心痛，则先吐；腹痛，则先痢；心腹齐痛，吐痢并作，名曰霍乱。其症头旋眼晕，手足转筋，四肢逆冷，用药稍迟，须臾不救。若误饮食，立死。治宜温药解散。腹痛，面青不渴为寒。腹痛，燥渴面赤为热。急无药时，热用盐打井花水多饮。寒用吴萸、木瓜、食盐各五钱，同炒焦，先煎水三碗令百沸，入药同煎至二碗，随饮药入即苏，定后服前六和汤。寒加干姜，热加黄连各一钱。

附：湿之一症，有自外入者，有自内得者。阴雨湿地皆从外入，宜汗散，久则疏通渗泄之。过食生冷、湿面、潼②酪或饮酒，其症肿满，皆自内而出也。宜实中宫，淡味渗泄，利小便为最。若湿肿脚气，亦当汗散。

---

① 中酒：即饮酒成病。
② 潼（zhōng 钟）：黏糊貌。

加味胃苓半夏汤（七十八）

治诸湿，随症加减用。

陈皮八分　白术　半夏　茯苓各一钱　酒芩　羌活各八分　苍术一钱半　甘草四分

上用姜三片，水煎服。

湿在上，倍苍术；湿在下，加升麻八分。

内湿加猪苓、泽泻各一钱，桂少许。

中焦湿与痛，有实热者，加黄连、木通各一钱。

肥白人，因湿沉困怠惰是气虚，加人参、黄芪各一钱，倍白术。

黑瘦人，沉困怠惰是湿热，加白术、黄芩（酒炒）、白芍药各一钱。

山精丸（七十九）

健脾去湿，息火消痰，养血。方见滋补类

　附：薏苡仁粥方见养老类

　附：泄泻有五不可例治。泻水腹不痛者湿也；饮食入胃不停，完谷不化者气虚也；腹痛水泻，肠鸣，痛一阵泻一阵火也；或泻或止，或多或少者痰也；腹痛甚而泻，泻后痛减者食积也。当随症加减而分治之。

加味胃苓汤（八十）

治诸泻，依后加减用。

陈皮炒，一钱　苍术米泔浸去皮，切片，日晒干，盐水炒，一钱半　黄芩　泽泻各一钱　白术陈土炒，一钱半　白芍药酒炒，一钱半　猪苓八分　赤茯苓八分　桂二分　黄连姜汁炒，

八分　半夏姜汁炒，一钱二分　甘草五分

上用水二钟，姜三片，灯心一分，煎八分，空心温服。

泄泻注下如水，本方加苍术、车前子，倍加白术为末，空心，米汤调下。煎服亦可。

湿热甚，肛门如热汤者，本方去桂加滑石末二钱，倍黄芩一钱，山栀（炒）一钱，木通八分。

腹中痛，下泄清冷，喜热手熨①，口不燥渴者，乃寒泻也。三倍桂，加肉豆蔻（面包煨）一钱。病甚者，加丁香、制附子各八分，作丸服。

如久泻，谷道不合，或脱肛，此元气下陷，及大肠不行收令故也。用白术、芍药、神曲（俱炒）、陈皮（不去白）、肉豆蔻（煨）、诃子肉、乌梅、五倍子各等分为丸，以四君子加防风、升麻煎汤送下（此法试效）。

如食积时，常腹痛泻积，先以木香槟榔丸或枳实导滞丸推逐之，然后以四苓加厚朴、苍术、神曲、麦芽作丸服，以安胃气二方见《袖珍方》内，五苓去桂名四苓。

如泻水腹不痛者，属气虚，四君子倍白术，加黄芪、升麻、柴胡、防风，补而提之。

泄泻日夜无度，诸药不效者，用针砂、地龙、猪苓各等分为末，生葱捣汁调方寸匕，贴脐心，小便长泻即止。

大人小儿吐泻日久垂死，灸天枢二穴（在脐两旁，各开两寸）、气海一穴（在脐下一寸半）、中脘穴（在脐上

---

① 熨：原作“烫”字，据吴本改。

四寸半）。

加味香砂枳术丸（八十一）

治饮食所伤，脾胃不和，欲作泻痢，并七情所伤，痞闷呕吐，不思饮食，泻痢后理脾胃去余滞。此药一运一动，一补一消，活法用之，极有奇效。

白术土炒，二两　黑枳实麸炒，一两　半夏曲真者，一两五钱　陈皮去白，一两　砂仁炒，七钱半　香附醋浸晒干，炒，一两　麦芽曲炒，一两　木香不见火，五钱　黄连姜汁炒，冬五钱，夏一两　神曲炒一两

有痰加竹沥半碗，姜汁二盏。

上为末，薄荷煎汤，打老米糊为丸如梧桐子大。每服七八十丸，食远白汤送下。

参苓白术丸（八十二）

泻痢后调理脾胃，极稳累效。

人参一两五钱，去芦　白术土炒，二两　白茯苓去皮，两半　甘草炙，一两　山药姜汁炒，一两半　砂仁炒，一两　薏苡仁炒，二两　桔梗去芦，炒，一两　莲肉去皮、心，一两半

若痢后虚弱，用石莲肉、黄连，用吴茱萸同浸半日，连汁炒干去萸一两。余外脾胃虚弱，调补只照本方。

上为末，晚米糊一半、蜜一半，和为丸如梧桐子大。每服七八十丸，食远白汤送下。

治老少脾泄久不愈神方（附）

用冬米造饭锅巴净末四两，莲肉（去心）净末四两，享糖末四两，共和匀。每服三五匙，食远、白汤调下，一

日三次。邹太湖先生传。

养脾进食丸（八十三）

治泻痢后脾胃虚弱，饮食减少。

人参　白术土炒　白茯苓各三两　甘草一两半　陈皮
半夏曲　厚朴姜汁炒，各二两　苍术麸炒，三两　砂仁炒，一
两半　神曲炒　麦芽炒，各二两半　木香五钱

上为细末，神曲、麦芽面打糊为丸如梧桐子大。每服
五十丸，食远、白汤送下。

疟症，春夏因饮食劳倦而得，秋冬因伤暑而成，然无
痰不能作。属三阳，宜汗，宜吐。属三阴，宜下，宜温。
宜分治之。（附）

柴苓平胃汤（八十四）

治疟初起，热多寒少，宜此方分利。

柴胡一钱半　黄芩　苍术　半夏各一钱　甘草三分　白
术一钱半　白茯苓　陈皮　厚朴　人参　猪苓　泽泻各八分
桂枝五分

清脾饮（八十五）

服前方一二服，不止再用此方。

白术一钱半　厚朴八分　白茯苓　半夏各一钱　甘草四
分　柴胡一钱半　黄芩一钱二分　青皮　草果　槟榔各七分

上用姜三片，枣一枚，水一钟半煎八分，空心服。渣
再，并将发时服。

若大渴，加知母、麦门冬各一钱。

若不止，加常山（酒炒）一钱半，乌梅二个，空心，

五更服即止。如不止，再用后方。

常山饮（附）

截疟神方。

常山烧酒炒，二钱　槟榔一钱　草果一钱　乌梅二个　知母一钱　贝母一钱半

上用姜三片，枣一枚，水八分酒七分煎八分，露一宿，五更日未出时面东空心服。渣用酒浸煎，待将发时先服立效。盖人多畏常山为吐药而不轻用，殊不知疟因痰作，常山吐去其痰而疟即止，疟止以后方调补。

加味补中益气汤（八十六）

疟后调理脾胃，并治余热。

即前补中益气汤倍柴胡一钱，加半夏、黄芩、白芍药各八分，姜、枣煎服。方见春类

露姜饮（附）

治脾胃聚痰发为疟，寒多热少。

用生姜四两和皮带水捣汁一碗，夜露至晓，空心，冷服立止。

咒由科（八十七）

治疟法，不问久新，疟疾一次即愈。

用桃花、杏、枣、梨随用一样，单梨亦好。咒曰：吾从东南来，路逢一池水，水里一条龙，九头十八尾，问伊食甚的，只食疟疾鬼。先念一遍，吹果上，念七遍吹果上七次，令患人于发日五更鸡犬不闻时，面东而立，将果食之，于净室中安卧。忌食瓜果，荤腥，热物。此法十治可

好八九。

附：痢因热积气滞而成，又夏月过伤生冷，以致秋来发痢。先贤谓：行血则便脓自愈，调气则后重自除。此要法也。

枳壳大黄汤（八十八）

痢初一二日，元气未虚，用此方下之。

枳壳一钱半　槟榔一钱　厚朴一钱　大黄壮实五七钱，虚人三四钱

上用水一钟半，先煎三味至一钟，下大黄，再煎二三沸，热服，得快利为妙。

止痢极效方（八十九）

既下之后，即以此方止之。

当归　赤芍药　怀生地黄各七分　黄连一钱　甘草三分酸石榴皮八分　粟壳蜜炒，八分　地榆八分

上用水一钟半煎七分，食前服，一服即止。

二妙香莲丸（九十）

治赤白痢立效。

木香一两　黄连四两，吴茱萸二两同浸一夜，炒干，去茱萸不用

上二味为末，粟米糊为丸如梧桐子大。每服七十丸，食远、白汤下。

初起宜推荡。本方加大黄二两，槟榔一两，以行之，再以本方加肉豆蔻（鸡蛋清炒）一两五钱，以止之，此谓二妙也。

万氏方治痢十法（附）

凡下痢恶寒发热，身头俱痛，此谓表证。宜微汗和解，用苍术、川芎、陈皮、芍药、甘草、生姜三片煎。

其或腹痛，后重，小便短，此为里证。宜和中疏气，用炒枳壳、制厚朴、芍药、陈皮、甘草、滑石煎。

其或下坠异常，积中有紫黑血而又痛甚，此为死血证。法当用擂细桃仁、滑石行之。

或口渴或大便口燥辣，是名夹热，加黄芩。

或口不渴，身不热，喜热手熨①是名夹寒。加姜、桂。

其或下坠，在血泄之后，此气滞证。宜于前药加槟榔一枚。

其或在下则缠住，在上则呕食，此为毒积未化，胃气未平，当认其寒则温之，热则清之，虚则用参术补之，毒解积下，食自进。

其或力倦，自觉气少懒食，此为夹虚证，宜加白术、当归身尾。甚者加人参。又十分重者，止用此一条，加陈皮补之，虚回而痢自止。

其或气行，血和，积少，但虚坐努簀②，此为无血证。倍用当归身尾，却以生芍药、生地黄，而以桃仁佐之，复以陈皮和之，血生自安。

其或缠坠退减十之七八，秽积已尽，糟粕未实，当用炒芍药、炒白术、炙甘草、陈皮、茯苓煎汤下固肠丸三十

① 熨：原作"慰"，据吴本改。
② 努簀：即"努责"，医学上指大便或分娩时腹部用力。

粒。然固肠丸性燥，恐尚有滞气未尽行者，但当单饮此汤，固肠丸未宜遽用，盖固肠丸有去湿、实肠之功。

其或痢后糟粕未实，或食粥稍多，或饥甚方食，腹中作痛，切不可惊恐，当以白术、陈皮各半煎汤，和之自安。

其或久痢后体虚气弱，滑下不止，又当以药涩之。可用诃子肉、豆蔻、白矾、半夏，甚者添牡蛎，可择而用之。然须以陈皮为佐，恐大涩亦能作痛。又甚者，灸天枢、气海右前方。用厚朴专泻滞凝之气，然厚朴性大温而散，久服大能虚人，滞气稍行即去之。余滞未尽则用炒枳壳，陈皮。然枳壳亦能耗气，比之厚朴稍缓，比陈皮稍重，滞气稍退亦当去之，只用陈皮以和众药。然陈皮去白，有补泻之兼，若为参、术之佐，亦纯作补药用。

凡痢疾腹痛，必以白芍药、甘草为君，当归、白术为佐。恶寒痛者，加桂。恶热痛者，加黄芩。达者更能参以岁气时令用药，万举万全，岂在乎执方而已哉。

附：火证有虚实轻重。轻者可降，重则从其性而折之。实火宜泻，虚火宜补，阴虚火动难治，宜滋阴降火。

升阳散火汤（九十一）

治男、妇四肢发热，筋骨间热，表热如火燎于肌肤，扪之烙手。此病多因血虚而得，或脾胃过食冷物，郁遏阳气于脾土之中，并治此火郁之义也。

升麻五分　葛根　羌活　独活各七分　白芍药一钱　人参去芦　黄芪生用，各八分　甘草四分，半生半炙　柴胡七分

防风五分

上用姜、枣，水煎温服。

忌生冷寒物，此虚火宜补宜散。

黄连解毒汤（九十二）

治实火燥乱，烦渴，蓄热内甚。

黄连　黄芩　黄柏　栀子各等分

上用水煎服，加大黄，名栀子金花丸。亦治实热火，此实火为泻。

滋阴降火汤（附）

治阴虚火动起于九泉。此补阴之妙剂也。

当归一钱　川芎五分　白芍药薄荷汁炒　黄芩七分　生地黄姜汁炒　黄柏蜜水炒　知母酒炒，各八分　柴胡七分　熟地黄八分　麦门冬八分

上用生姜一片，枣一枚，水煎服。

别以附子为末，唾津调贴涌泉穴。

气虚加人参、黄芪各八分。

咳嗽加阿胶、杏仁各七分，五味子三分。

咯、唾、衄血加牡丹皮八分，藕节自然汁三匙，犀角末五分。

此与前补阴散大同小异，详轻重参用。

玄明粉，秋石皆降火甚速，宜频用之，童便亦好，方并见前。

加味二陈汤① （九十三）

痰证属湿，乃津液所化，因风寒湿热之感，或七情饮食所伤，以致气逆液浊变为痰饮。故曰痰因火动，降火为先，火因气逆，顺气为要。以加味二陈汤主之。

橘红去白，一钱　半夏制　贝母各一钱半　白茯苓去皮，一钱　甘草三分　枳实炒，一钱　天花粉七分　黄芩酒炒，一钱　白术一钱二分　防风去芦　连翘各五分　香附童便炒，一钱　槟榔六分

上用姜三片，水二钟煎一钟，食远服。

半夏汤（附）

消痞化痰甚捷。

半夏姜汁拌透，晒干　陈皮盐水微浸，去白　白茯苓各二钱　桔梗去苗，炒　枳实炒，各一钱

上用姜三片，水煎，食远服，或丸亦可。

滚痰丸（九十四）

治一切宿滞，及风热之痰。

大黄锦文者，八两，酒蒸九次　黄芩酒浸，连酒炒干，八两　沉香不见火，五钱　青礞石一两半，用焰硝一两半，用火煅如金色，去硝　朱砂天葵草伏过，一两，另研

上为细末，面糊为丸如绿豆大，朱砂为衣。每服五十丸，食后、白汤或茶下。

---

① 加味二陈汤：原无，据《提纲》补。

清心化痰丸（附）

养心消痰，降火极效。

南星一斤为末，用腊月牛胆五个装入胆内，至春取出，净用十五两　半夏浸泡七次，姜汁浸透晒干，十两　真玄明粉四两，用腊雪水制的　石膏一斤，用甘草四两同煮一日，去甘草晒干，十五两　白芷四两　米朱砂用天葵草伏，三两，另研

上为末，姜汁糊丸如绿豆大，朱砂为衣。每服八九十丸，食后白汤送下。

清肺化痰丸一名祛痰丸（九十五）

清痰降火甚速，酒客尤宜。

旋覆花去梗叶，净末一两　南星五钱，姜制　半夏五钱，姜制

上先以南星、半夏二味水浸，夏二日，秋三日，冬五日，取出晒干，共为细末。九月采半黄瓜蒌六枚，淡竹沥一杯匀和三味，共入石臼捣极烂为薄饼。先用黄蒿铺匣内二寸厚，将饼安于蒿上，仍用蒿覆地下略薄，三七日取出晒干。此瓜蒌曲石臼捣为细末，与后开药合用。

白术炒　白茯苓去皮，各一两　黄芩酒炒　黄连姜汁炒　香附童便浸炒　甘草节半生半炙，各五钱　枳实麸炒，五钱　晋矾　五倍各一钱　陈皮盐水浸，一半去白，一半不去白，一两

上为末，与前瓜蒌曲末和匀，用淡生姜汁打糊为丸如梧桐子大。每服四五十丸，早晚各进一服，白汤下。

上此方出《医家必用古今痰方》。见效捷者，无右于此。服久且能健脾胃，试有奇验。痰火为害危极者，擂烂从鼻灌之，无不愈者。

眩晕之症因虚，痰火炎上故也，宜清阳除眩汤主之。
（附）

旋覆花　天麻各八分　半夏制　陈皮　白术　白茯苓各一钱　槟榔八分　人参六分　甘草四分

上用姜三片，水煎，食远服。

呕吐翻胃，大半夏汤加减① （九十六）

呕吐、翻胃皆属胃虚，气逆膈上，有痰亦有寒、有热，宜大半夏汤随寒热加减主之。

陈皮去白，一钱半　茯苓去皮，一钱半　半夏姜汁制，二钱半

上用水煎，临服入生姜自然汁半盏和服。属热加芩、连各一钱半。属寒加生姜十片同煎，服时仍入姜汁半盏。属胃虚加参、术各一钱半，服时亦要用姜汁。

附：翻胃膈食之症属气虚，右脉缓而无力者是。宜人参、白术、茯苓、甘草（炒）。

属血虚，左脉数而无力滞涩者是。抚芎七分，白芍药一钱半，当归二钱，熟地黄钱半，红花三分。

气血俱虚，口中多出沫者是，并用前八味。

属痰，脉多滑数，寸关脉沉或伏而大者是。宜陈皮（去白）一钱半，半夏二钱（姜制），茯苓一钱半，甘草五分。

属热，六脉洪数有力者是。宜黄芩、黄连、黄柏、栀子各等分。

---

① 呕吐……加减：此10字原无，据《提纲》补。

属寒，六脉沉微而迟者是。宜人参、白术、干姜各一钱，甘草减半，加白豆蔻仁、丁香、沉香各七分，并用童便、韭汁、牛羊乳、竹沥、姜汁共半钟入前药半钟和匀服，一日服一次。此法虽缓，不犯狼燥。若能清心寡欲，内观自养，服久必获奇效。

茵陈五苓散①（九十七）

黄疸症，专属湿热，盒曲相似，宜茵陈五苓散主之。

茵陈三钱　白术　赤茯苓各一钱半　猪苓一钱　桂二分泽泻一钱　苍术　山栀　滑石各一钱二分　甘草炙，二分

上用水煎，入灯心一握，食远服。

秘传枣矾丸（附）

治黄胖累有奇效。

红枣一斤，去核　鸡肫皮四个，焙干为末　皂矾一两　酽醋一碗

上为末，醋煮飞罗面为丸如绿豆大。每服五十丸，食远、酒下。

附：夏月时气瘟疫，并伤寒、伤风，并宜十神汤，随兼症加减用。

川芎　白芷　麻黄　紫苏叶各七分　干葛一钱半　升麻七分　陈皮　香附　芍药各八分

上用姜三片，葱白五寸，淡豆豉二钱半，水一钟半煎八分，热服。

---

① 茵陈五苓散：原无，据《提纲》补。

无汗恶寒，发热，依本方。

热甚，加黄芩一钱半，石膏二钱。

有汗，去麻黄、葱白。

附：河间先生制双解散，即防风通圣散合益元散是。专治夏月伤寒，时行瘟热等症。随所见症，加减用之，极为切当。但大黄、芒硝、麻黄三味须对症渐加减。自利去大黄、芒硝。自汗去麻黄、葱白。

防风通圣散方见春类

益元散一名六一散方见本类前

卷 三

秋月诸症治例（附）

《内经》曰："秋三月，此谓容平，天气以急，地气以明，早卧早起，与鸡俱兴，使志安宁，以缓秋刑，收敛神气，使秋气平，无外其志，使肺气清，此秋气之应，养收之道也。逆之则伤肺，冬为飧泄，奉藏者少。"

大抵秋三月，天气清肃下降，人气亦下降，故秋月诸症宜下（谓下泄也）、分利（谓利小便）。宜清和解，不宜升散。秋月肺、大肠金气用事，金旺则木受制，故有诸郁、诸气、诸痛、诸疮、诸积等症。治法当随症轻重加减治之。故秋月宜培脾土以生肺金，滋肾水以养肝木，养血以润燥，损其有余，益其不足，此大法也。今将秋月诸症宜用之方详陈于下，随症活法用之，毋蹈实实虚虚之弊。

参苏饮（九十八）

治秋月伤寒，发热，头疼，咳嗽，或中脘痞满，呕吐痰水，宽中快膈不致伤脾；及感冒风邪，头疼，鼻塞，憎寒，壮热，名曰重伤风，服之极效。

人参八分　紫苏叶　前胡　半夏　葛根各一①钱　茯苓桔梗　枳壳　陈皮各八分　甘草四分　羌活　苍术

上用水一钟半，姜三片，葱头一根，煎八分，热服。

---

① 一：原脱，据吴本补。

咳嗽，加五味子五分，杏仁七分。

久嗽有肺火，去人参，加桑白皮、杏仁各八分。

鼻衄，加麦门冬、山栀仁（炒黑）、乌梅、茅根各一钱。

呕逆，加砂仁五分。

脾泄，加白术、黄芪、白扁豆、莲肉各一钱。

十六味木香流气饮①（九十九）

气症有九，其治则一，惟顺与降最为要法。须兼郁治，宜用十六味木香流气饮主之。

此方治男、妇五脏不和，三焦气壅，心胸痞闷，咽塞不通，腹胁胀满，呕吐不食，上气喘急，咳嗽痰盛，面目浮，四肢肿，小便秘，大便结，忧思太过，阴阳之气郁结不散，壅滞成痰，脚气肿痛并气攻肩背，胁肋走注疼②痛并宜服之。

紫苏叶　当归　川芎　青皮　乌药　桔梗　白芍药　茯苓　半夏　黄芪　枳实各八分　防风五分　甘草三分　木香五分　陈皮　槟榔各六分

上用水二钟，姜三片，枣一枚，煎一钟，不拘时温服。

五磨饮子（一百）

治七情郁结等气或胀痛，或走注攻冲。

---

① 十六味木香流气饮：原无，据《提纲》补。
② 疼：原脱，据吴本补。

木香　乌角沉香　槟榔　枳实　台乌药

上各等分，以白酒磨服。

开郁汤（一百零一）

治恼怒、思虑气滞而郁，一服即效。

香附童便浸炒　贝母各一钱半　苍术　抚芎　神曲炒
山栀炒　陈皮去白　茯苓　枳壳去穰，麸炒　苏梗各一钱　甘
草三分

上用姜一片，水二钟煎一钟，食远服。

有痰，加半夏、南星各一钱。

有热，加黄芩、黄连各八分，柴胡一钱。

血郁，加桃仁、红花各八分。

湿，加白术、羌活各一钱。

气滞①，加木香五分，槟榔八分。

食积，加山楂、神曲各一钱，砂仁七分。

铁瓮先生交感丹（一百零二）

治先富后贫、先贵后贱，或终身不得志，抑怏不得
快，及妇人七情郁结，师尼寡妇抑郁不开并效。

香附童便浸高一指②，待七日洗净、晒干、捣碎、醋炒，一斤
白茯神去皮、心，四两。人乳浸，日晒、夜露七日夜

上二味为末，炼蜜七分，神曲三分打糊和为丸如弹子
大。每服一丸，不拘时，滚白汤化下。

---

① 滞：原脱，据《嵩崖尊生》卷九补。

② 指：原作"排"，据吴本改。

加味越鞠丸（一百零三）

常服调脾，开郁思食。

香附童便浸、晒干、炒，四两　苍术米泔浸去皮、麸炒，四两　抚芎四两　山栀四两，姜汁炒　神曲炒，四两　陈皮去白，二两　白术炒，一两　山楂去子，净肉二两　黄芩酒炒，一两半

上为末，水丸如梧桐子大。每服六十丸，食后白汤下。

潮热之症有阴阳之分。平旦潮热自寅至申，行阳二十五度，诸阳用事。热在行阳之分，肺气主之，宜白虎汤泻肺中之火。

日晡潮热自申至寅，行阴二十五度，诸阴用事。热在行阴之分，肾气主之，故用地骨皮以泻血中之火。盖地骨皮泻肾火，总治热在外。牡丹皮治心包络之火，无汗而骨蒸，又能泻阴中伏火。四物汤内加此二味，治阴分潮热极效。妇人骨蒸潮热，以逍遥散加此二味，累用尤妙。

若气虚潮热，用黄芪三钱，人参、甘草各一钱五分，甚者加熟附五分，二三服即效，盖甘温能除大热也。若血虚发热，用四物汤加柴胡、防风、地骨皮极效。（附）

加味犀角地黄汤（一百零四）

治吐血、呕血、衄血。盖诸失血乃火载血上，错经妄行，其脉必芤，此方主之。身热脉大者难治，血症复下恶痢者易愈。

犀角镑　生地黄　芍药　牡丹皮　麦门冬　黑山栀仁炒黑，韭菜根自然汁吃透，各等分

上每服五钱，水一钟半煎七分，温服。

一方

治吐血不止。

用干姜炒黑，腊月装入牛胆内至春，取出为末。每用方寸匕，童便调下立效。此从治也。

一方

治诸失血。

用壮血余烧灰存性，每服二钱，米饮调下立止。衄者，以少许吹入鼻中妙。

玄霜膏（一百零五）

治吐血，虚嗽，神效。

乌梅煎浓汁，四两　姜汁一两　萝卜汁四两　梨汁四两柿霜四两　款冬花　紫菀各二两，俱为末。以上药制下听用

另用白茯苓十两，取净末半斤；用人乳三斤，将茯苓末浸入，取出，晒干，又浸又晒，乳尽为度。却将前冬花、紫菀末、柿霜、白糖并各汁，再加蜜糖四两，和匀入砂锅内，漫①火煎熬成膏，丸如弹子大。每服一丸，临卧时嚼化，薄荷汤漱口，半月即效而愈。

生地黄饮②（一百零六）

溺血属热盛，下焦痛者为血淋，不痛者为溺血。生地黄饮主之

---

① 漫：通"慢"。《宾退录》卷二："蔡襄如少年女子，体态娇娆，行步缓漫，多饰繁华。"

② 生地黄饮：原无，据《提纲》补。

生地黄四钱　小蓟　滑石　通草　蒲黄炒　淡竹叶
藕节　当归　山栀　甘草梢各五分

上用水煎，空心服。并治血淋。

小儿溺血（附）

用甘草、升麻煎汤调益元散，空心服立效。

清心莲子饮（一百零七）

治遗精梦泄、赤白浊。

黄连　生地黄酒洗　麦门冬　当归酒洗，各一钱　甘草
半生、半炙，五分　茯苓一钱二分　远志七分　酸枣仁八分
石莲肉一钱二分　人参八分，初起不用

上用水煎，空心服。

金樱煎丸（一百零八）

治梦遗精滑及小便后遗沥，或赤白浊。

芡实粉四两　白莲花须未开者佳，二两　白茯苓二两，去
皮心　龙骨煅，五钱　秋石真者一两

上药为末听用。外采经霜后金樱子，不拘多少，去子
并刺，石臼内捣烂入砂锅内用水煎，不得断火，煎约水耗
半取出，澄滤过，仍煎似稀饧，和药末为丸如梧桐子大。
每服七八十丸，空心，盐酒下。余膏每用一匙，空心，热
酒调服，其功不可具述。

归脾汤（一百零九）

治思虑过度，损伤心血，健忘，怔忡，不寐。此药解
郁结，养心，健脾，生血。

白术　白茯苓　黄芪　当归各一钱　木香三分　圆眼肉

三枚　人参八分　甘草炙，三分　酸枣仁炒、研，一钱二分

上用姜一片，枣一枚水煎，食远服。

自汗阳虚，宜黄芪白术汤主之（一百一十）

黄芪一钱半　人参一钱　白术麸炒，一钱一分　甘草炙，五分　当归八分

上用浮小麦一撮，水一钟半煎七分，食远服。忌五辛热物。

盗汗阴虚，宜当归六黄汤主之，乃治盗汗之圣药也（一百一十一）

当归　生地黄　熟地黄各一钱　黄连炒　黄柏炒　黄芩炒，各八分　黄芪一钱半　牡蛎煅，五分

上用水二钟煎一钟，临卧通口服。

附：耳鸣肺火盛、肾气虚，宜四物汤四钱，黄柏三钱，童便煎，空心服。

通灵丸（一百一十二）

治耳聋。

松香五钱　巴豆二十粒，为末

上将松香溶化，入巴豆末和匀，葱汁为丸如枣核大。绵裹塞耳，左聋塞右，右聋塞左，两耳聋次第塞之。

治耳疳出脓（附）

白枯矾五钱　麝香五厘　胭脂胚三分半　陈皮灰五分

上为末，先用绵枝子缠，去脓，另用绵裹药作丸，塞耳内。

四物三黄汤（一百一十三）

治目赤暴发云翳，赤肿痛不可忍。

当归　川芎　芍药　生地黄各一钱　羌活　防风　黄芩　龙胆草　甘菊花　黄连各八分　玄参　薄荷各五分

上用水一钟半，煎八分，食后通口服。

石膏羌活散（一百一十四）

治久患两目不见光明，远年近日内外气瘴，风热上攻昏暗，拳毛倒捷，一切眼疾并宜服之。

羌活治脑热头风　密蒙花治羞明怕日　木贼退翳障　白芷清利头目　麻子起拳毛　细辛起倒捷　川芎治头风　苍术行气开郁　石膏去胃热　甘菊花明目去风　黄芩退肺热　荆芥治目中生疮　藁本治偏正头风　甘草和诸药，各等分

上为末，每服一钱至二钱，食后临卧用蜜水一盏调下，或清茶亦可。日进三服，十日渐明，二十日大验，此方治数十人俱效。后人加当归、枸杞子、栀子仁、连翘、柴胡、薄荷、防风、桔梗、天麻各等分为小丸，服亦效。

加味羊肝丸（一百一十五）

治一切目疾，翳膜，内外障。

白乳羊肝一具，以竹刀割开去膜，蒸熟，捣如泥　甘菊花五钱　黄连一两　防风去芦　薄荷去梗　荆芥穗去梗净　羌活　当归　生地黄各五钱　川芎三钱

上为末，羊肝泥和为丸。如丸不就，加少酒糊丸如梧桐子大。每服六七十丸，食后浆水下，临卧茶清下减半。

育神夜光丸（一百一十六）

明目，去翳障神效。

当归酒浸洗，全用，烘干　远志以甘草水煮，去心　牛膝去芦，酒洗，怀庆者佳　甘菊花去梗、叶　地骨皮去木，洗净　甘州枸杞子去梗　菟丝子酒洗去土，再以酒浸经宿，煮烂，捣成饼，晒干听用　怀生地黄酒洗　怀熟地黄酒洗煮烂，二味同入石臼内，捣如泥

上除地黄外，共为末。以地黄膏和匀，炼蜜为丸如梧桐子大。每服六十丸，空心、盐汤、食后温酒、临睡茶清送下。

洗眼方（附）

当归　黄芩　黄连各一钱　铜绿　皮硝　白矾各七分

上药以绢袋盛，煎汤洗目极明，去热。

又方（附）

用王瓜（去穰）以皮硝装入，腌一宿，待其硝点出，洗目极明。

清胃散（一百一十七）

治胃经风热，牙齿或牙根肿痛，或牵引头脑俱痛，或面上发热并治。此方累用极效。

当归身酒浸　黄连　生地黄温酒洗，各一钱　升麻二钱　石膏二钱　牡丹皮去木，一钱五分

上用水煎，食后少时服

治风虫牙疼痛不止（附）

芫花　小麦　细辛　川椒　蜂房　食盐各一钱

上用水煎漱之勿咽，极效。

白蒺藜散（一百一十八）

治牙疼，龈肿，动摇。常擦固齿。

用白蒺藜不拘多少，去刺为粗末。每服五钱，淡浆水半碗，煎七八分去渣，入炒盐末一撮，带热时时漱之，别无所忌。然虽药味不众，盖单方之药，取效甚速。《神仙秘旨》云：若人服蒺藜一年以后，冬不寒，夏不热。服之二年，老者复少，发白复黑，齿落更生。服之三年，长生轻身。今虽不作汤散服饵，久而漱之，其效亦同。

乌须固齿方（附）

七月取旱莲草连根一斤，用无灰酒洗净，用青盐四两腌三宿。取出，无油锅内炒存性，时将原汁渐倾入，炒干为末。每日清晨用一钱刷牙，连涎咽下。此二方简而效大。

治阴虚气郁，牙出鲜血方（一百一十九）

川芎　当归　白芍药　生地黄　生甘草减半　牛膝
侧柏叶　香附各等分

上用水一钟半，煎八分，食稍远服。

治舌上无故血出，如线不止。

用槐花炒为末掺之（附）

治小儿走马牙疳，一时腐烂即死，此方极效神速。

用妇人溺桶中白垢（火煅）一钱，铜绿三分，麝香一分半，各研和匀，敷上立愈。

既济丹（一百二十）

治口舌疮神效。

用黄连、干姜等分为末，搽上流涎即愈。

附：治小儿口疮，不下乳食。

以白矾汤于脚上浸半日顿宽，试效。

再以黄柏（蜜炙），僵蚕（炒）等分为末，敷疮上，立下乳而安。

苍耳丸（附）

治鼻流浊涕不止，名曰鼻①渊。

辛夷去梗，五钱　苍耳子一②钱半　白芷一两　薄荷叶五钱

上为末，水丸弹子大，每丸一钱，每服二丸，食后葱茶汤下。

治血热入肺，名曰酒齄鼻，此丸主之（一百二十一）

用苦参净末四两，当归净末二两，和匀酒糊丸如梧桐子大。每服七八十丸，食后热茶下，一方尽立效。

喉痹十八症，皆属热重者，宜吐，宜刺出血。又针少商、照海二穴极效。宜服冰梅丸，此方治喉痹十八种俱效。（附）

大南星鲜者，二十五个，切片　大半夏鲜者，五十个，切片　白矾四两　皂角四两，去核、子，净　防风四两　盐四两　桔梗二两　朴硝四两

---

① 鼻：原作"浊"，据吴本改。

② 一：吴本作"二"。

拣七分熟梅子大者一百个，先将硝盐水浸一周时，然后将各药碾碎入水拌匀，却将梅子置于水中，其水过梅子三指为度，浸至七日。取出晒干，又入水中浸透，又晒干，候药水尽为度。却将梅子入磁瓶密封之，如霜衣起更妙。若用时以薄绵裹之，噙在口，令津液徐徐咽下，痰出即愈。一梅可治三人，不可轻弃。

青龙胆（附）

治咽喉闭塞肿痛，并单双乳蛾，大有神效。

用青鱼胆不拘数，以好鸭嘴胆矾逐个装满，阴干为末，净用三钱。黑牛胆一个，以白硼砂装入，阴干为末，净用二钱。山豆根末一钱。上三味和匀，加冰片三分，点至蛾上或吹入，神效。此二方俱试效过。

牛蒡子散（一百二十二）

治风热上攻，咽喉肿痛，或生痈疮溃烂。

牛蒡子二钱　玄参去芦　升麻　桔梗去芦　黄芩　犀角镑　木通去皮　生甘草各一钱

上作一服，水二钟，煎八分，食后服。

乌须羊肝丸（一百二十三）

不独乌须发，亦能明目。

黑羊肝一具，竹刀切片，摆瓷盆内，羊胆汁涂，晒干。日日将胆汁涂晒至百个为上，少则三五十个，惟胆汁多为佳。晒时以稀绢罩之，免蝇灰点污。次用：

当归四两，酒浸　熟地黄用怀庆者，酒蒸晒九次，干六两白芍药酒炒　川芎　何首乌酒拌洗净，蒸晒干，各四两　覆盆

子炒　旱莲草蒸过　山茱萸酒浸去核，晒干，净肉，各四两　白茯苓去皮切片，人乳浸，日晒夜露候干　生地黄怀庆者酒洗，各四两

　　壮血余并童男、童女发，自己发，胎发，不拘数，俱用花椒煎沸汤泡过，洗净晒干，入小瓦罐内，黄泥盐固济，炭火煅通红，埋地中三日。取出去土，敲破罐刮下研入，要以四两为佳，无则一两亦可。

　　上药俱不犯铁器，各晒干，石磨磨为末，另用熟地黄十二两，用酒浓煎汁二碗，去渣，煮糊为丸如梧桐子大。每服空心，酒下一百丸，临睡酒下七十丸，极能乌须发，聪耳明目，悦颜色。

　　染须方（附）

　　一方只用酽茶卤调煮，起金花为度，搽妙。

　　五倍子不拘多少，去灰研入。新锅内炒存性，再以青布兜脚踏成饼，以瓦罐收。每用一钱　麦面炒黄色，三分　白矾二分　食盐二分　红铜末醋炒通红，再用醋淬，研细收贮，每用二分

　　上为细末，以细茶五钱，石榴皮、诃子肉各一钱，浓煎汁半酒盏，调药于小盏内，以铜勺注水，将药盏放勺内，慢火煮，量入水平盏七分，勿令水入盏内，煮待药面如绿云色皱起为度。次将皂角、白矾洗净，须发鬓拭干，将盏内药搽根并须数十次，微火烘略干，却尽将药搽染须鬓上，以湿纸数层折贴在须上，外以青布兜之，至天明须下干了，将温温皂角水洗净根下。若黑，以指点油擦之，少顷以指搽之。如须干燥，以绢包核桃肉擦之，连染二次如法，其光润可同生成者。勺内煮药水且留，每夜擦根下

一二次则不生白短根，如同自然之妙。

冬月诸症治例

《内经》云："冬三月，此谓闭藏，水冰地坼，无扰乎阳，早卧晚起，必待日光，使志若伏若匿①，若有私意，若已有得，去寒就温，无泄皮肤，使气亟夺②，此冬气之应，养藏之道也。逆之则伤肾，春为痿厥，奉生者少。"

大抵冬气严寒，万类潜藏，君子固密，毋触冒寒邪。其触冒者，即伤寒也。悉遵仲景法，兹不详及。

冬三月，太阳寒水用事，水旺则火受邪，金寡于畏，故喘嗽腹满急痛，癥瘕积聚坚痞，㿗疝下利清白，吐利腥秽，中风瘫痪，屈伸不便，厥逆等症作矣。治宜温中散寒，不宜攻下利泄。今将冬月诸症宜用诸方详陈于下，对症用之则发无不中矣。

中风口禁。

先用通关散吹入鼻中，候喷嚏口开；次用真正苏合香丸，姜汁调和，灌醒后用此方治之。

白术　天麻　当归　川芎　桂枝减半　半夏　南星　陈皮各等分

上用水煎，加竹沥一盏，姜汁半盏，和服，则渐舒矣。

---

① 使志若伏若匿：原脱，据《素问·四气调神大论篇》补。
② 夺：原作"脱"，据《素问·四气调神大论篇》改。

通关散（一百二十四）

辽细辛去土、叶　猪牙皂角去弦、子，炙赤，各一两　藜芦生用，五钱

上为末，每用一字吹入鼻孔中，得嚏为妙。

愈风饮（一百二十五）

治半身不遂，手足欠利，语言费力，呵欠嚏喷，面木，口眼歪斜，宽弛，头目眩晕，痰火炽盛，筋骨时痛，头疼心悸。

川芎一钱二分　当归一钱二分　生地黄姜汁炒，八分　红花四分，酒洗　牛膝八分，酒洗　半夏一钱，姜制　熟地黄姜汁炒，八分　橘红八分，盐水洗　羌活六分　防风六分　天麻一钱　南星姜制，一钱　白茯苓一钱　黄芩八分，酒炒　薄桂枝六分，冬月七分　酸枣仁八分，炒　白术一钱五分　甘草炙，四分　白芍药二钱，酒炒　黄柏三分，酒炒，夏月五分

上作一服，水二钟，煎一钟。临服入姜汁、淡竹沥各三茶匙，清晨温服。此药活血消痰，疏风顺气，走肌表，利关节，累用极效。冬寒之月，减黄芩三分，加炮川乌二分，桂亦减半。风病减川乌、桂俱不用。羌活风家要药，若冬月①遇有感冒，加至一钱。故治风莫先于顺气，顺则痰清火降，而风自息矣。

乌药顺气散（一百二十六）

治男、妇风气攻注，四肢骨节疼痛，遍身麻痹，手足

---

① 月：原作"有"，据文义改。

瘫痪，语言蹇涩，筋脉拘挛及脚气，步履艰辛，腰膝软弱，妇人血风并老人冷气，胸膈胀满，心腹刺痛，吐泻肠鸣等症。

麻黄（去节）　陈皮（去白）　乌药（去木，各一钱半）　川芎　枳壳（麸炒）　白芷　白僵蚕（炒去丝）　干姜（炒四分）　甘草　桔梗（各八分）

上用姜三片，葱白三寸，水酒一钟半，煎八分，食远服。

拘挛，加木瓜、石斛各八分。

湿气，加苍术、白术各一钱，槟榔七分。

脚气浮肿，加牛膝、五加皮、独活各八分。

遍身疼痛，加官桂五分，当归一钱二分，乳香、没药各七分，另研和服。

腰疼，加杜仲一钱，大茴香七分。

虚汗，去麻黄，加黄芪一钱半。

潮热，去干姜，加黄芩、柴胡、青藤根各八分。

胸膈胀满，加枳实、莪术各八分。

腋间疼痛，加虎胫骨、石楠叶、青木香各八分。

头眩，加细辛五分，芽茶七分。

手足不能举动，加防风、川续断、威灵仙各一钱。

阴积浮肿，合和五积散。

四肢皆有疼痹，加川乌、附子、交桂各八分。

麻痹疼痛极者，合三五七散。

左瘫右痪，加当归、天麻、白蒺藜各一钱。二三年不能行者，合和独活寄生汤服。

妇①人血气，加防风、荆芥、薄荷各七分。

风气日夜疼痛，午间轻夜又重，合和神秘左经汤。

豨莶丸（一百二十七）

治肝肾风气，四肢无力，麻痹，筋骨疼痛，腰膝痿弱。亦能行大肠气，又治二十五般风眼，立瘥。常服此丸必获奇效，其功不可具述。

用豨莶草一味，此草处处有之，俗呼为火杴草。其叶对节而生，似苍耳叶。用五月五、六月六、七月七、九月九收采，洗去土，摘其叶不拘多少，曝干，铺入甑中，用好酒和蜜层层匀洒，蒸之，复晒。如此九次为末，炼蜜为丸如梧桐子大。每服四十丸或五十丸，空心，无灰酒②送下。

搜风顺气丸（一百二十八）

治三十六种风，七十二般气，上热下冷，腰脚疼痛，四肢无力，多睡少食，渐渐黄瘦，颜色不完，恶疮，下痿，风气，癥癖气块。老人小儿皆可服，大能补精驻颜，疏风顺气。

车前子二两半　槟榔　大麻子微炒，去壳另研　牛膝酒浸二宿　菟丝子酒蒸，捣饼晒干　枳壳麸炒　郁李仁汤泡去皮，另研　山药姜汁炒，各二两　防风去芦　独活去土，各一两　山茱萸去核，净肉二两　大黄五两，一半生，一半煨

---

① 妇：原作"服"，据杨本改。
② 无灰酒：指古时发酵类黄酒中的佳品。古传发酵酒控制酸度，以石灰为之，在酿酒时若酸碱度适中，无须再加石灰，即称无灰酒。

上为末，炼蜜为丸如梧桐子大。每服三十丸，渐加至四五十丸，酒茶米饮任下，百无所忌，空心、临睡各一服。久服去肠中宿滞，精神强健，百病不生，耳目聪明，腰脚轻健，老者反少，孕妇弗服。如服药觉脏腑微动，以羊肺羹补之。又治肠风下血、中风瘫痪、语言蹇涩、百病皆治，老人尤宜。

五积散[①]（一百二十九）

冬月正伤寒，悉遵用仲景治法，不可移易。惟内伤生冷，外感风寒，头疼发热，肩背拘急，心腹痞闷，呕逆恶风，四肢浮肿，寒热往来，腰膝疼痛，及妇人经候不调，并宜服生料五积散。

川芎　当归　白芍药各一钱　枳壳　白芷　麻黄去根节　半夏各一钱二分　厚朴　官桂　干姜　桔梗　茯苓　陈皮各八分　苍术一钱半　甘草五分

上用姜五片，葱白二根，水二钟煎一钟，温服甚效。

足浮肿，加和五加皮散。

老人手足疼痛，加和顺元散。

手足风缓，加和乌药平气散。

四肢湿痹，加和乌药顺气散。

因湿所感，加和槟苏散。

已成风痹，加羌活、独活、防风。

妇人经不调，加柴胡、生地黄。

---

① 五积散：原脱，据《提纲》补。

加减消风百解散（一百三十）

治冬月伤感风寒，头痛项强，壮①热恶寒，身体烦痛，四肢倦怠，痰壅喘嗽，涕唾稠黏，自汗恶风并宜服。

川芎　白芷　陈皮各一钱　苍术一钱半　紫苏一钱一分　麻黄去根，一钱半　桂枝八分　甘草五分

上用姜三片，葱白二根，乌豆一撮，水一钟半，煎一钟温服，以汗为度，无汗再服。

清肺饮子（一百三十一）

咳谓有声，肺气伤而不清；嗽谓有痰，脾湿动而生痰。咳嗽者，因伤肺气而动脾湿也。病本虽分六气五脏之殊，而其要皆主于肺，盖肺主气而声出也。治法虽分新久虚实，新病风寒则散之，火热则清之，湿热则泻之。久病便属虚，属郁。气虚则补气，宜加四君子；血虚则补血，宜加四物汤；郁则开郁，宜加抚芎、香附；兼痰则消痰，宜加半夏、瓜蒌仁滋之，润之，敛之，降之。此治嗽之大法也。

杏仁去皮尖　白茯苓各一钱　桔梗　甘草　五味子各五分　橘红七分　贝母一钱一②分

上用姜水煎，食远服。

凡嗽，春多上升之气，宜清肺抑肝。加川芎、白芍药、半夏各一钱，麦门冬、黄芩、知母各七分。

---

① 壮：原作"肚"，据吴本改。
② 一：杨本作"二"。

春若伤风咳嗽，鼻流清涕，宜清凉解散，加防风、薄荷、炒黄芩、麦门冬、紫苏各八分。

夏月多火热炎上最重，宜清腑降火，加桑白皮、知母、黄芩、麦门冬、石膏各一钱。

秋多湿热伤腑，宜清热泻湿。加苍术、桑白皮各一钱，防风五分，黄芩、山栀各七分。

冬多风寒外感，宜解表行痰，加麻黄①、桂枝、半夏、生姜、干姜、防风各一钱。

肺经素有热者，再加酒炒黄芩、知母各五分。若发热头疼、鼻塞声重，再加藁本、川芎、前胡、柴胡各一钱。

有痰加半夏、南星、枳实。

湿痰脾困，再加苍术、白术各一钱。

有痰而口燥咽干，勿用半夏、南星，宜加知母（蜜水炒）、贝母、瓜蒌仁、黄芩（炒）各一钱。

夏月热痰或素热有痰，加黄芩、黄连、知母各八分，石膏一钱半。

上半日嗽者，胃中有火，加贝母、石膏、黄连各一钱。

五更嗽者，加同上。

黄昏嗽者，火浮于肺，不可正用寒凉药，宜加五味子、五倍子、诃子皮各七分，敛而降之。

咳嗽日久肺虚，宜滋气补血，加人参、黄芪、阿胶、当归、天门冬、款冬花、马兜铃（酒炒）、芍药之类。肺

---

① 麻黄：原作"黄麻"，据吴本及杨本乙正。

热喘咳去人参，用沙参，此兼补血气也。

午后咳者属阴虚，即劳嗽也。宜补阴降火，加川芎、当归、白芍药、熟地黄、黄柏、知母、天门冬、瓜蒌仁各一钱，竹沥、姜汁传送，此专补阴血而降火也。

火郁嗽，谓痰郁火邪在中，宜开郁消痰。用诃子皮、香附（童便制）、瓜蒌仁、半夏曲、海石①、青黛、黄芩等分为末，蜜丸噙化，仍服前补阴降火条所加药，失治则成痨。

痰积食积作咳嗽，用香附、瓜蒌仁、贝母、海石、青黛、半夏曲、软石膏、山楂、枳实、黄连（姜炒）各等分为末，蜜丸噙化。

痨嗽见血，加阿胶、当归、白芍药、天门冬、知母、桑白皮，亦于前肺虚、阴虚二条参用。大抵咳嗽见血，多是肺受热邪，气得热而变为火，火盛而阴血不得安宁，从火上升，故致妄行。宜泻火滋阴，忌用人参、黄芪等甘温补气之药。然亦有气虚而咳血者，则宜用人参、黄芪、款冬花等药，但此不多耳。

因咳而有痰者，咳为重，主治在肺。因痰而致咳者，痰为重，主治在脾。但是食积成痰，痰气上升以致咳嗽，只治其痰，消其积而嗽自止，不必用肺药以治嗽也。

喘嗽遇冬则发，此寒包热也。解表热自除，喘嗽亦止。（附）

枳壳　桔梗　麻黄　防风　陈皮　黄芩　木通　紫苏

① 海石：即海浮石。

杏仁各等分

上用姜三片，煎服。

治风寒郁于肺，夜嗽者宜此方。取痰清嗽止，亦治喘哮。（附）

麻黄不去节、根　杏仁不去皮、尖　甘草生，减半　知母　贝母各一钱

上用生姜三片，水煎服。有热加黄芩一钱。

小青龙汤（附）

治寒嗽极效。方见春类

治男人痞块、女人血块，此方极效，此药性不猛而功效速。

阿魏一两　木耳四两，为末　生漆滤去渣，净四两　蜜六两

上用锡罐一个，盛药封固，放锅内水煮三炷香了，取起冷定。每服二茶匙，烧酒送下，日进三服。忌油腻、鱼发物。

瓦垄子丸（一百三十二）

治血块。丹溪云消血块极效。

瓦垄子，即花蚶也。取壳烧以醋淬三次为末，醋膏丸如梧桐子大，每服七十丸，酒下。能消一切血气癥瘕，兼能消痰饮。

蜀葵膏（附）

用蜀葵根煎汤去渣，再入人参、白术、青皮、陈皮、甘草梢、牛膝各等分，煎成汤，入研细桃仁、玄明粉各少

许，乘热饮之，二服当见块下。如病重者，须补接之后加减再行此方，且攻且补，亦有至理。

通玄二八丹（一百三十三）

治腹内饮食宿滞积聚，止泻痢之妙药。如治积聚，清晨用姜汤服，稍泻二三行即除，却以温粥补住。如治泻痢，食后用清茶服之即止。能行能止[①]，真仙方也。

黄连半斤净　白芍药五钱净　当归五钱净　乌梅去核，五钱净　生地黄五钱净

上为末，用雄猪肚一个，以药盛于内，用线缝之，用韭菜二斤铺甑底于锅内蒸之。候汤干，再添水蒸一日，以药熟为度。就猪肚共药，石臼内捣烂为丸如梧桐子大，每服七十丸，照前引下。

追虫。

黑牵牛四两，半生半炒　槟榔二两

上二味为末，每服大人三钱，小儿一钱半，五更空心，滚水调下。凡服药须上半月虫头向上有效，若下半月虫头向下则不效矣。

治痞结年久成龟鳖者，累用极效。（附）

用老军需一味，春夏用茎叶，秋冬用根，不拘多少。用好生酒一罐，外用鲫鱼一只，和药同入罐内，日落时煮，以鱼熟为度。令患人先食鱼，次饮酒。扑[②]至次早去大小便，见物下即是效。如不应，连服三五次，追其物无

---

① 止：原脱，据吴本、杨本补。
② 扑：通"伏"，面向下伏卧。

迹，神效妙不可言。而仁人君子切不可轻忽。

按：《本草》云：老军需春夏秋冬常有。青出众草为尊，茎藤青，叶似槚叶而尖小，根如须，白似芋头，根牵藤而去，俗名社公口须。亦治肿毒，采根，擂生酒服，渣敷患处。

治痞积气块神方（附）

其症初则如弹，渐长如刀或如梭、如碗，形状不同，令人面黄体瘦，饮食少思，久治不瘥。服此方二月渐消，三月断根。

用猪涩皮七个，即猪赤胰。新针七个，每涩皮用针一个，将针刺破内外，外用好明净皮硝七钱，研为细末，搽于涩皮上，腌七日。取出，用铁器焙干，研为细末，再用水红花子七钱，焙干为末，与前末和匀。每服三钱，清晨无灰好酒调服。忌生冷、房事、恼怒。不论男妇老少，腹之左右，并皆治之。若频服五七料，大便下浓血即是效验，切不可用别药补之为妙。此药只可春秋冬合，夏恐坏了涩皮。若是夏月急用，将涩皮腌悬放井中，一七取出，用之亦妙。

乌梅丸（一百三十四）

治酒积，消食积，化痰饮，神效。

乌梅去核，净肉半斤　半夏四两　生姜自然汁半斤　白矾四两

上先将半夏、乌梅粗末，次将白矾化开，并姜汁共前末拌匀，新瓦二片夹定，炭火上焙三日三夜，以干为度。

次入神曲、麦芽、陈皮、青皮、莪术、枳壳、丁皮①、槟榔各二两，共为细末，酒糊为丸如梧桐子大。每服五十丸，食远姜汤下。

按：此方治酒积极效。

治一切水肿，单腹胀，蛊胀，气虚中满，神效煎方（一百三十五）

茯苓皮　草果皮　五加皮　大腹皮　甘草皮　牡丹皮地骨皮　生姜皮　木通皮　木瓜皮　大腹子　车前子　葶苈子　菟丝子　紫苏子

共咀片，水二钟煎至八分服之。如要断根者，将十五味药等分为细末，各一钱五分。雄猪肝一个，不下水者，先将温水煮一滚，用竹尖钻孔数个，入药在内蒸熟，切片捣蒜蘸食之，不过一二个永不发。

调中健脾丸（一百三十六）

治单腹胀及脾虚肿满，膈中闭塞，胃脘作疼，并皆神效。此药不伤元气，服有大益。

白术一②两，黄土水拌炒　人参二两　白芍药二两半，火煨黄芪二两，蜜炙　陈皮三两，盐水拌炒　半夏三两，汤泡七次苍术二两，米泔浸一宿，炒　茯苓二两　香附三两，童便浸一宿泽泻二两半，炒　紫苏子一两半，炒　黄连二两半，吴萸水浸一宿炒，去萸不用　萝卜子一两半，炒　薏苡仁三两，炒　山楂

---

① 丁皮：即丁香树皮。
② 一：吴本及杨本均作"六"。

肉三两，炒　草豆仁—两半，酒拌炒　五加皮二两，炒　沉香
六钱，另研不见火　瓜蒌煅，一两

　　煅瓜蒌法（附）

　　用大瓜蒌二个，镂一孔，每入川椒三钱，多年粪碱①
二钱，敲米粒大，俱纳入瓜蒌内。外以绵纸糊完，再用细
纸斤盐泥封裹完固，晒干，入火内煅通红为度。取出，择
去泥与黑皮，一并入药。

　　上共为细末，煎薄荷、大腹皮汤，打黄米糊为丸如梧
桐子大。每服百丸，日进三次，白汤下。

　　治心腹痛煎方（附）

　　半夏—钱二分　茯苓　陈皮各八分　甘草炙，四分　川芎
一钱　苍术—钱　栀子韭根汁炒，二钱　黑干姜炒成炭，七分，
存性

　　上用生姜三片，水煎服。

仙方沉麝丸（一百三十七）

　　治心痛，腹痛，气痛不可忍，三服除根。

　　没药　血竭　沉香　辰砂各五钱，各②另研　麝香三钱，
另研　木香一两

　　上各研为细末和匀，用甘草熬膏为丸如芡实大。每服
三丸，不拘时姜盐汤嚼下。

　　妇人产后，血气刺痛极效。若加当归、琥珀各一两，
乳香五钱，名神仙聚宝丹，治心腹痛及妇人血气腹痛，其

---

① 粪碱：即人中白。
② 各：原脱，据吴本、杨本补。

效尤速，亲见服者永不再发。

青娥丸（一百三十八）

治肾虚腰、膝、足痛，滋肾、益阴、壮阳，久服奇效。

破故纸川者佳，洗净，酒浸少时，隔纸炒香，四两　杜仲四两，去粗皮，姜汁炒去丝　川萆薢真者四两，一两盐水，一两米泔水，一两童便，一两无灰酒，各浸一宿，晒干　胡桃肉汤泡去皮，八两　黄柏蜜炒，四两　知母蜜炒，四两　壮牛膝去芦，酒洗净，四两

上为末，春夏用糯米糊，秋冬炼蜜。将胡桃肉捣烂为膏和匀，捣千余下，丸如梧桐子大。每服七八十丸，空心，盐酒或盐汤下，以干物压之。

当归活血汤（一百三十九）

治寒湿，气血凝滞腰痛。

当归酒浸　杜仲姜汁炒去丝，各五钱　赤芍药　白芷　威灵仙各三钱　肉桂一钱

上用水酒各一钟，煎至一钟，空心服。加羌活二钱，防风一钱亦好。

头痛一症属痰者，多有热、有风、有血虚，此方为主，加对症药立效（附）。

片黄芩酒浸炒，一钱半　苍术　防风　白芷　羌活各一钱　　细辛六分

上用姜三片水煎，食略远服。

左痛属风与血虚，加川芎、当归各一钱半，荆芥、薄

荷各八分。

右痛属痰，加半夏一钱半，茯苓、陈皮各一钱，甘草（生）三分。

瘦人多兼热，倍用酒芩，少佐石膏。肥人多是湿痰，加川芎、南星、半夏各一钱，倍苍术。

痰厥头痛，非半夏不能除。头眩眼黑，风虚内作，非天麻不能除，并宜倍用之。

治脚气方（一百四十）

累试神效，绝胜诸方。

麻黄三两，去根留节，炒黄　僵蚕三两，炒为末　没药乳香另研，各五钱　丁香一钱

上各另研为末，和匀。每服一两，好酒调下取醉，汗出至脚为度，盖俟汗干即愈。后用五枝汤洗，用桃、柳、梅、槐、桑采嫩枝煎汤，先饮好酒三杯，再洗脚，住痛为妙。

治诸疝海上方①（附）

用黑雄猪腰子一对，不见水，去膜并内血，切片，用大小茴香各二两，俱炒为粗末，同腰子拌匀。再以前猪尿胞一个，入腰子、茴香末于内札住。用生白酒三碗，入砂锅悬煮干至半碗。取胞切碎，连药焙干为末。将前煮药剩酒打面糊为丸如梧桐子大。每服七十丸，空心，好酒下立效，除根永不再发。

---

① 海上方：方书名。

秘方治外肾被伤，偏坠肿大（附）

用雄麻雀三五个，去肠肚。每个用白矾一钱装肚内，以新瓦二片，将雀放瓦中，两头盐泥封固，以火煅通红，取出，存性为末。每服一钱，空心，好酒调下，一只尽痊愈。此方家传，累用神效。

治小肠气痛方（附）

用木馒头二两，台乌药三两，大茴香五钱。

上三味炒红，研碎。后用羌活、陈皮、防风、枳壳各一两五钱，连前和匀为粗末。每服一两，水一钟、酒一钟，煎八分，空心服。三服即消，此方亦试有效。

治肠风脏毒痔漏秘方（一百四十一）

用大雄鸡一只，罩地板上不与食饲。其饥甚，别移于净地上，用猪胰四两切碎渐喂鸡，待其放屎，渐收下。如此二三日，候鸡屎积至四两，晒干加入后药。

透明矾四两　千叶雌黄、雄黄各六钱　胆矾五钱　朴硝二两

上各另研为粗末，用砂锅须要宽高，贮药之余，上有半节空者。先以鸡粪一两在锅底，次以明矾一两，次以胆矾，次以雌黄，次以朴硝，次以雄黄，后尽以明矾在内，次加鸡粪在上，然后以新碗盖锅顶，簇炭火煅青烟尽为度。候冷取出，入石碾研为极细面。再加乳香、没药各五钱，各研极细，和匀，以小口磁罐收贮。用时唾津调匀于手心，以新笔蘸点患处，日三五次，夜二次。先以羊毛笔蘸温汤洗净，软绢拭干，然后点药。庶得药力透肉，点后

黄水沥出不止最妙，虽多不妨。三日后，其痔自干枯剥落。倘硬，煎汤频洗，自脱，肠自红软收上。忌毒物，酒色。一月即除根矣，内服后方。

加味脏连丸（一百四十二）

治饮酒食炙，热毒下坠为肠风脏毒，痔漏下血。

用雄猪大脏一副去两头，各七寸，用黄连去毛，净末一斤。槐花净末四两，装入脏内令满，用绳扎两头，口上用小麦数十粒，放甑上蒸三时，以脏黑取看小麦极烂为度。入石臼捣如泥，丸如绿豆大。每服百丸，空心，薄酒下。

按：此方药价廉而功极大，膏粱酒色人尤妙。

胆槐丹（附）

十月上巳日，取槐角子，拣肥嫩结实者，用新黄瓦盆二个，如法固济，埋于背阴墙下，约二三尺深。预先寻黑牛胆五六枚，腊月八日取出装在胆内，高悬阴干至次年清明日取出，新磁罐收贮。空心，滚白汤下，一日一粒，二日二粒，以渐加至十五日服十五粒止。以后一日减一粒，至三十日复减至一粒止。如此周而复始。治一切痔漏，功效如神。

治脱肛（附）

用屋檐前蜘蛛大者一个，去头足，烘研为末。以生桑叶盛之，托肛头上，熏半刻即进去，亲试神效。

真人活命饮（一百四十三）

一切痈疽肿毒，只是热胜血，阴阳相滞而成，此方极效。

川山甲_{三大片，以蛤粉炒，去粉，净用}　天花粉_{一钱}　白芷_{一钱}　甘草节_{一钱}　贝母_{一钱，去心}　乳香_{一钱，另研，药熟下}　防风_{去芦，七分}　没药_{五分，另研，药熟下}　皂角刺_{五分}　当归_{酒洗，一钱半}　金银花_{三钱}　陈皮_{一钱五分，去白}

在背俞，皂角刺为君。

在腹，白芷为君。

在胸，加瓜蒌仁二钱。

在四肢，金银花为君。

疔疮，加紫河草三钱（即金线重楼，如无亦可）。

上用金华好酒二钟，煎一钟，温服。煎法须用大瓦瓶，以纸封固，勿令泄气。服时须辨其痛上下，上则饱服，下则饥服，能饮酒者再饮数杯。此药不动脏腑，不伤血气，忌酸物铁器。服后即睡觉，痛定即回生矣。其方神功浩大，不可臆度。此剂当服于未溃之先，已溃不可服。

二黄散_{一名阴阳黄（附）}

治发背痈疽，疔疮恶疖，一切无名肿毒，恶疮异症，焮热疼痛初起未溃者，服之妙。

锦纹川大黄_{二两，一半炭火煨熟，不可过性了，一半生}　大甘草节_{二两}

上为细末，每服一匙，空心，温酒调下一二服，以利为度，立效。如无甘草节，效终①不速。

神仙蜡矾丸（附）

治痈疽及肠痈，托里消毒，固脏腑，护膜止疼。

---

① 效终：原作"终效"，据吴本乙正。

黄蜡真者，二两　　明净晋矾三两

上先将黄蜡溶开，离火候少温，入白矾和匀，众手急丸如梧桐子大。每服五十丸，食前酒下，每日二服。

按：陶节庵曰：予详此方，不惟定痛生肌而已，护膜止泻，消毒化脓，及痈疽内生，化毒排脓托里之功甚大。或金石丹药，发疽，非此莫能治。更用白矾一两，每服一钱，温酒调下尤效。有遍身生疮，状如蛇头，名曰蛇头疮，尤宜服之。每日百丸，方有功效。若蛇蝎并一切毒虫所伤，以矾溶化，热涂患处，内更服之，其毒即解，诚外科之要药也。服至四两之上，愈见其功大。宜于痈疽溃后服之甚稳，肠痈尤妙，服此即保无虞，真良方也。

神仙太乙膏（一百四十四）

治痈疽及一切疮毒，不论年月深浅，已成脓、未成脓者，并宜用之。如发背，先以温水净洗，软帛拭干，用绯绢摊贴之。更用冷水送下。

其膏可收十余年不坏，愈久愈烈。又治瘰疬疮，并用盐汤洗贴，仍用酒下百丸。妇人经候不通，作丸甘草汤下。一切疥疮，用麻油煎滚，取少许和膏涂之。虎犬蛇蝎、汤火刀斧伤者，皆宜内服外贴。杨梅疮溃烂者尤效，此经屡试者①。

玄参　白芷　赤芍药　当归　生地黄　肉桂　大黄各一两

上切片，用麻油二斤入铜锅内煎至黑，滤去渣，入黄

---

① 杨梅疮……屡试者：此句十三字原脱，据吴本补。

丹十二两，再煎滴水，捻软硬得中，即成膏矣。

制丹法：用黄丹先炒紫色，倾入缸内，用滚水一桶泡之，再吸凉水满缸，用棒常搅，浸一宿，去水再炒，如前二次，研末用。

按：陶节庵云：予常用此膏治疮毒并内痛，有奇效。忽一妇月水不行，腹结块作痛，贴脐下，经行痛止。后随症外贴内服，无有不效者。杨梅疮溃烂者尤效，愈见此方之妙也。

彭幸庵都宪治发背方（附）

凡人中热毒，眼花头晕，口干①舌苦，心惊背热，四肢麻木，觉有红晕再背后，即取槐子一大抄拣净，铁勺内炒褐色，用好酒一碗煎滚，去渣热服，酒尽大汗即愈。如未退，再依前煎服，纵成脓者亦无不愈。此三十年屡用屡验之奇方也。

忍冬花酒即金银花也（附）

治一切痈疽发背，疔疮乳痈，便毒，喉闭，乳蛾等症。不问已溃未溃，用金银花连茎叶捣烂，取汁半钟和热酒半钟热服。甚者不过三五服即愈。如无鲜者，用干的一二两，水一钟，煎半钟，冲上热酒半钟和服。此二方其药易得，其功甚大，山乡僻邑无医之处尤宜知此法，以备不虞。

治痈疽发背灸法（附）

累用累验。凡人患痈疽发背，已结未结，赤热肿痛，

---

① 干：原作"甘"，据吴本改。

先以湿纸覆其上，其纸先干处即是疽头结处。取大瓣蒜切如三钱厚，安在头上，用大壮艾灸之，三壮换一蒜。痛者灸至不痛，不痛者灸至痛方住。最要早觉早灸为上，才发一二日，十灸十愈。三四日，十灸七愈。五六日，三四灸愈。过七日则不宜灸。若有十数头作一处生者，用蒜研成膏作饼，纳疮头上，聚艾灸之，亦能安也。若背上初起未肿，内有一粒黄如粟米，即用独蒜切片，如前法灸之，次日去痂，脓自溃矣。极效不可言。

夏枯草汤（附）

治瘰疬，马刀①已溃未溃，或日久成漏者。

用夏枯草六两，水二钟，煎至七分，去渣食远服。此生血清热，治疬之圣药也。虚甚宜煎浓膏，兼十全大补汤，加远志、贝母、香附和服，并以膏涂患处佳。

三奇汤（一百四十五）

治杨梅疮、疳疮、便毒，四服其毒即化为脓，从大便泻出极妙，故名三奇也。并治诸肿毒初起，亦效。

金银花二钱　赤芍药　甘草节　川山甲蛤粉炒，各一钱　白蒺藜去刺，二钱　白僵蚕炒　连翘　当归尾各一钱半　蜈蚣一条，去头、足、尾　大黄虚人三钱，实人五钱　皂角刺一钱

上用水、酒各一钟，煎一钟。病在上，食后服；病在下，食前服。

---

① 马刀：病名。发于颈腋部之淋巴结结核，又名疬串。《灵枢·痈疽》：“其痛坚而不（溃）者，为马刀夹瘿。”

附：治杨梅疮神秘二方

先服四贴，后服三贴，七日全好，经验过。

防风　皂角刺　天门冬　黄芩　瓜蒌仁　金银花各五分　当归　熟地黄　木瓜　薏苡仁　紫花地丁　白鲜皮木通各一钱　甘草三分　土茯苓四分

上用水三钟，煎二钟，作二次服，渣再煎。此方先服。

又方后服。（附）

前方去木瓜、木通、紫花地丁、白鲜皮四味，加桔梗七分，减土茯苓二两半，照前煎服。忌椒、酒、煎炙、牛肉、茶、房室。

按：此二方先服效速，毒即出而易好。后服平和，而疮自内消。

一方

大黄一两（后下），白麻①一两，威灵仙一两，连翘三钱，川山甲三钱（炒），蝉蜕二钱，生羊肉一斤。

用水五碗煮羊肉以熟为度，其汁入前药煎至一碗。先食羊肉，或盐，或酱油食之。后服前药，大黄不可熟，候半月后再一服即愈。

治痔疮搽方（附）

见效极速。用多年墙上白螺蛳壳不拘多少，洗去土净，火煅，研为极细面，用六分，上好眼药杯②四分，冰

---

①　白麻：即"苘麻"。
②　杯：此指酒。

片五厘，另研和匀。米泔水洗净疮，拭干，将药搽上，就结压①，勿爬②破，恁其自落。已试验过。

又方（附）

红毼③烧灰存性，五钱　干桃树上干者，烧灰存性，五钱
炉甘石火煅黄色，童便淬七次，二钱半

上为细末，临搽入片脑少许，其疮先用椒葱汤洗净，后以药搽上，三次即愈，已试验过。

五虎汤（一百四十六）

治鱼口疮，俗名便毒。已成者即溃，未成者即散。

五灵脂　木鳖子去壳　川山甲蛤粉炒　白芷各二钱五分
大黄实人一两，虚人五钱

上作一服，水二大钟煎一钟，空心服，利五七行即好。一方加全蝎五分，僵蚕二钱尤妙。

治癣妙方（附）

川槿皮　滑石　白薇各三钱　鹰粪七分　斑蝥去翅、头、足，十个　蚯蚓泥干，一钱七分　青娘子　红娘子各四个

上为末，井花水调厚敷患处。多年者五次，新近者三次，除根。

治风癣脓疱疥疮煎方，一应诸疮毒皆宜服，无不效者（一百四十七）

当归身尾一钱半　赤芍药　黄芩　黄连　黄柏各一钱

---

① 压：覆盖，同"痂"。
② 爬：用指甲搔。
③ 毼（hé）：即毛布。《字汇·毛部》："毼，毛布也。"

大黄三钱七分　防风八分　木鳖子一个，去壳　金银花　苦参
各一钱二分

上用水一钟，酒一钟煎至一钟，后下大黄煎三四沸，
取起露一宿，五更服。

若肠风脏毒下血，去木鳖子加槐花一钱，验。

大枫膏（附）

搽脓疱疥疮神效。先服前煎药二服，再搽三五日
全可。

大枫子去壳，四十九个　杏仁①不去皮尖，四十九个　川椒
枯矾　轻粉水银代亦可　蛇床子另研，净末　樟脑各三钱　蜂
窝火烧存性　蛇蜕火烧存性，各三分　柜油烛三两

上将诸药研细，以柜油烛化开和匀，调涂三五日
即愈。

治湿疮并臁疮膏（一百四十八）

黄蜡一两　头发一拳大　香油一两　轻粉二钱，另研　猪
胆二个

上先将香油熬四五沸，次下黄蜡又熬四五沸，再后下
头发文火熬。用槐柳条不住手搅，候发消化滤净，后下轻
粉略熬一时，取起放磁碗内，冷水浸少顷即成膏。一切湿
疮臁疮，贴半日黄水流出，拭干加药再贴，一七痊愈。

又方

用大枫子肉、杏仁、松香、花椒、葱头捣烂作饼如疮
样贴之，每日一换。贴膏时，用米泔水洗之。

---

① 仁：原脱，据本方用药补。

又臁疮方（附）

黄丹　官粉各等分，为末

用油纸将黄蜡熔化涂纸上，将药掺贴疮上，立效。

治臁疮海上方（附）

赛隔纸膏，一七痊愈。

嫩槐条四寸九分　嫩柳条四寸九分　头发一尺长，四十九根。上三味烧灰存性，为末　川椒四十九粒　轻粉真者三钱　黄蜡一两　香油一盏

上将香油、黄蜡熬熟放冷，却下轻粉，次下三味灰末搅匀，用厚绵纸如疮大十二片，将药涂尽。其疮先用黄柏、荆芥汤洗净，将十二片纸重重贴上，以绳缚定，其痒不可当。次日除去贴肉一层，又以前汤洗净，再贴六日，除去六层全好，此绝妙法也。

治脚指缝烂疮。（附）

用鲜鹅掌黄皮阴干，烧灰存性，为末，干掺极效。

治手足冻疮。（附）

用冬瓜皮、干茄根二味煎汤热洗，不过三次即效。

治热疮遍身发，出脓血，赤烂如火丹，或如火烧者（一百四十九）

黄连　黄柏各三两　赤小豆　绿豆粉各一两　寒水石紫草　漏芦各七钱

上为末，用香油调搽，一日三次即愈。

治火丹。

用黄鳝头上血涂即愈。如冬月无，以螺蛳肉捣烂，绞

汁涂之亦可。（附）

治汤泡火烧方

先以蜡酒冷洗，以拔其毒。再用鸡蛋十余个，煮熟去白，以黄炒焦黑，取油约一盏，用大黄研末二两，调匀敷上，三日全好，无疮痕。（附）

治四块鹅掌风（一百五十）

用千里光草一大握，苍耳草一中握，朝东墙头草一小握，共入瓶内，水煎百沸。以手少擦麝香，以瓶熏之。仍用绢帛系臂上，勿令走气，熏三次即愈。千里光草即金钗草是也。

附：治脚垫毒。

人脚走长路紧，被石块脚底垫肿不能行步，痛不可忍。急用旧草鞋浸于尿桶内一宿或半日，外用新砖烧红，将浸草鞋放在砖上，以肿脚踏在上，火逼尿气入里即消。此症诸方不载，如不早治烂人脚，甚至杀人。走长路脚肿痛，亦可用此法即消。

治拍蟹毒（一百五十一）

人大指、次指隔界处忽生肿毒，痛不可忍，若不早治，必烂人手。用鲜蟹研烂，涂患处立消。

附：治身上虚痒。

用四物汤加黄芩煎，调紫背浮萍末一钱，或凌霄花末一钱，尤妙。

卷　四

济阴类

凡妇人、小儿、老人诸症，除妇人胎产、经候，小儿惊、疳、变蒸、痘疹，老人血气衰惫，水火升降失度，与大人治法不同，故另立方法。其余症同大人者，悉照前四时方法用。

四物汤（一①百五十二）

治妇人之总药。随症加减，妙用无穷，方见滋补类，加减于后。

经水过期不行，血寒血少也。本方五钱加香附、莪术各一钱，苏子八分，桃仁三十粒，红花、官桂、木通各七分，甘草三分，空心煎服。

经水先期而来，血热也。加黄柏、知母、条芩、黄连各七分，甘草三分（生），人参、阿胶、艾条各五分，香附、荆芥穗各一钱，空心煎服。

血枯经闭，本方一半加桃仁、红花共五钱，空心煎服。色淡者痰多也，本方去地黄，加二陈汤等分和服。

紫黑者血热也，本方五钱加黄芩、黄连、荆芥穗各一钱。

临行腰腹疼痛，乃郁滞有瘀血。加桃仁、红花、莪

---

① 一：原脱，据下文补。

术、玄胡索、香附各一钱，木香五分（另磨入）。

潮热发热，本方五钱加地骨皮、薄荷各一钱五分，柴胡、防风各五分，甘草三分，乌梅一个，同煎食远服。

虚寒者，用熟地黄加干姜、官桂、吴茱萸各一钱，甚者再加熟附子一钱。

虚极者，本方与四君子等分加黄芪一钱半，熟附子七分。

经行不止者，本方加真阿胶、艾叶、地榆、荆芥穗各一钱。

妊娠胎动眼，加香附、砂仁、紫苏各七分，白术、条芩各一钱，阿胶（炒）八分，蕲艾五分。去生地黄，用熟地黄。

胎前、产后血痢，加黄连、地榆、阿胶、艾叶各八分，厚朴五分。

五心烦热，加柴胡、黄芩、地骨皮各一钱，甘草三分，麦门冬八分。

有死胎，加交桂、麝香、白芷。

赤白带下，加藁本、牡丹皮、川续断各八分。

产后恶露作痛，加香附一钱，干姜（炒黑）七分，生蒲黄、陈皮各八分。

产后发热，加白术、茯苓、陈皮、黑干姜各八分。

久无子息，加附子、肉苁蓉各一钱，熟地黄、鹿角胶各一钱半。

乌骨鸡丸（附）

治妇人经候不调，并胎前产后一切诸症。调经育子之上药也，累用奇效。

香附二斤　蕲艾去梗，净二斤

上二味分作四分①，每分一斤，一分老酒，一分米醋，一分童便，一分糯米泔，各浸一宿，炭火煮烂熟为佳。石臼内木槌捣成薄，晒干，磨为末听用。大白毛乌骨雄鸡一只，吊死去毛，热汤修理肠杂洁净，勿见生水。再用：

当归酒洗净，四两　白芍药酒炒，四两　熟地黄酒浸，忌铁器，四两　人参去芦，二两　黄芪蜜炙，二两　白术炒　陈皮去白　白茯苓去皮　砂仁炒，各一两五钱　乌药炒，一两　神曲炒　甘草炙，各七钱五分

上药十二味制净为粗末，装入鸡肚内，以线缝住。仍用老酒、米醋、童便、米泔等分入砂锅内，炭火煮令烂熟去骨，石臼捣成饼，晒干，磨为细末听用。再加：

木香　沉香各五钱，不见火　官桂　干姜炒半黑，各三钱

上四味另研为细末听用。

上三次药末和匀，重罗筛过，炼蜜为丸如梧桐子大。每服七十丸，空心，滚水打盐汤下。

愚按：此方血虚多郁妇人服，极效。

济阴返魂丹（一百五十三）

治妇人胎前产后总药。一名益母丸。

用益母草一味，其草即茺蔚子，其叶类火麻，对节而生，方梗凹面，五六月间节节开紫花，白花者不是，南北

---

① “分”：通“份”。《百喻经·二子分财喻》：“二子随教，于其死后分作二分。”

随处有之。于端午、小暑或六月六日花正开时，连根收采，透风处阴干，不犯铜铁器，石臼木杵捣罗为细末，炼蜜为丸如弹大。每服一丸，各照后开引下。或量加当归、赤芍药、木香尤妙。其药不限丸数，以病愈为止，日服三五丸。或丸如梧桐子大，每服七八十丸，空心食远照后引下，或熬膏调引用，尤妙。

熬膏法（附）

益母草不拘多少，连根茎叶洗净，入石臼内捣烂，以布滤取浓汁，入砂锅内，文武火熬如黑砂糖色为度。以磁瓶收贮，每用一茶匙，照后开引调用极效。

胎前，脐腹刺痛，胎动不安，下血不止，煎秦艽、当归、糯米汤下。

胎前产后，脐腹作痛、作声，或寒热往来如疟状者，并用米汤下。

临产并产后，各先用一丸，童便酒化下。安魂定魄，调血顺气，诸病不生，又能破血止痛，养脉息，调经络，其功甚大。

产后胎衣不下，落在胞中，及产前一切难产并横生逆产，胎死经日不下，腹中胀满，心下闷痛，炒盐汤下。

产后中风，牙关紧急，半身不遂，失音不语，童便、酒各半化下。

产后气喘咳嗽，胸膈不利，吐酸水，面目浮肿，手足疼痛，举动失力者，温酒下。

产后两太阳穴痛，呵欠怔忡，气短肢体羸瘦，不思饮食，血风身热，手足顽麻，百节骨痛，米汤下。

产后眼前黑暗，血晕血热，口渴烦闷，如见鬼神，狂言不省人事，薄荷自然汁下。如无，浓煎薄荷汤或童便酒各半下。

产后面垢颜赤，五心烦热，或结成血块，脐腹奔痛，时发寒热，有冷汗者。童便、酒各半下，薄荷汤亦可。

产后瘀血，恶露不尽，结滞脐腹刺痛，恶物上冲，心胸满闷。童便、酒下。

产后未经满月，气血不通，咳嗽，四肢无力，临睡自汗不止，月经不调，久而不治则为骨蒸痨疾。童便、酒各半化下。

产后鼻衄，口干，舌黑，童便化下。

产后大小便不通、烦躁口苦者，薄荷自然汁下。如无生的，干的浓煎汤亦可。

产后赤白痢疾，米汤下。

产后泻血水，脓煎枣汤下。

产后赤白带下，阿胶艾叶汤下。

血崩漏下，糯米汤下。

妇人久无子息，温酒下。一日一丸至三五十丸，绝有效验。

勒奶痛或成痈，为末水调涂乳上一宿，自瘥。或生捣敷上亦可。

上一十九症，调引历历有效，不能尽述，用者自知其妙也。

蒸脐法（一百五十四）

治妇人月经不通，或癥瘕血块，脐腹作痛，此方神效。

乳香　没药　血竭　沉香　丁香各三钱　麝香一钱，上
六味各另研　青盐　食盐　五灵脂　两头尖各六钱。四味共
为末

上各末和匀，外用麝香少许，安入妇人脐内，次将面
作条，方圆一寸，绕脐围住。安药末于内令满，以槐树皮
方圆一寸盖上，皮上钻三孔，用大艾炷灸之。月经即通，
血块即消，累用神效。

红花当归丸（一百五十五）

治妇人血脏虚竭，经候不调，或断续不来，或积瘀成
块，腰腹刺痛，肢体瘦弱。

马鞭草半斤　刘寄奴半斤，二味共熬膏丸药　当归三两，
酒洗　赤芍药　牛膝去芦，酒浸　川芎　香附醋炒　牡丹皮
去木　甘草各一两半　红花　白芷各七钱半　官桂六钱　紫葳
即凌霄花　苏木各三两　枳壳炒，一两

上为末，以前膏入少糯米粉打糊为丸如梧桐子大。每
服七八十丸，空心浓煎，红花酒送下。

济阴百补丸（一百五十六）

治女人劳伤，气血不足，阴阳不和，作寒作热，心腹
疼痛，胎前、产后诸虚百损，并宜用之。

香附子一斤，分四制，醋、酒、童便、盐水各浸三日，炒干
当归酒洗，晒干，六两　益母草五月五日采者佳，忌铁，净末半斤
熟地黄酒洗　白芍药酒炒　川芎　甘草炙，各一两　白茯苓
去皮，三两　玄胡索炒，二两　人参去芦，二两　木香不见火

白术土炒，各四两

上为细末，炼蜜为丸如梧桐子大。每服六七十丸，渐加至八九十丸，空心，米汤、酒任下。

按：此方调脾胃，补虚损极效。

治赤白带下神方（一百五十七）

樗根白皮　香椿根白皮　苦参　香附醋炒　栀子仁炒　山茱萸去核　黄柏盐、酒炒　龟板去弦酥炙，各二两　干姜炒，五钱　贝母去心，一两　白术炒　当归酒洗，各一两五钱　白芍药酒炒，一两

上为末，酒糊为丸如梧桐子大。每服八十丸，空心，清米汤送下。

若孕妇赤白带，加苍术、条芩、川连、白芷各一两，去干姜、樗皮、贝母、苦参、龟板、栀子，为丸服。

固真汤（附）

治妇人赤白带下，行时脐下甚痛，此方二服即效。

人参五分　黄芩　黄柏　白葵花各一钱　郁李仁八分　柴胡七分　陈皮去白，八分　甘草炙　干姜炒，各三分

上用水一钟半煎七分，空心服。葵花白者治白带，赤者治赤带，赤白混下二花并用。

按：此方治气血滞，阴阳不清极效。

凉血地黄汤（一百五十八）

妇人血崩，来如山崩水涌之势，明是血热妄行，岂可作寒论治，宜清补兼升提，不可骤止，徐徐调理，血清自归源矣。

黄芩　甘草生　荆芥穗　蔓荆子各七分　黄柏　知母
藁本　川芎　细辛各六分　黄连　羌活　柴胡　升麻　防
风各五分　生地黄　当归各一钱　红花少许

上用水一钟半煎八分，空心稍热服，渣随并服。

六合散（一百五十九）

治血崩不止，诸药不效，此方立止。此急则治其
标也。

杏仁皮烧存性　香附童便浸三日，炒黑　旧红毡子烧存性
地肤子炒　旧棕荐烧存性　壮血余烧存性　蟹壳烧存性　陈
莲蓬烧存性

上为末，每服三钱，用酸浆草汁一钟冲上热酒一钟，
空心热服。

按：此方初服反觉多，以渐而少，由紫色而红，以至
于无即止。既止之后，用十全大补汤二十贴调补，方杜
根矣。

保胎丸（一百六十）

专治累经堕胎，久不育者宜服，过七月不必服。

白术四两　鼠尾条黄芩　当归酒洗　人参　杜仲炒去
丝，各二两　川续断酒浸，一两半　陈皮一两　熟地黄怀庆者酒
浸蒸，一两半　香附一两，童便浸炒

上为细末，糯米糊为丸如绿豆大。每服七十丸，空
心，白汤下。

安胎饮（一百六十一）

治胎动、胎漏不安，一服立效。

白术一钱二分　条芩一钱　陈皮去白，八分　真阿胶炒末，一钱　桑寄生真者，一钱　甘草四分　蕲艾五分　当归头六分　陈枳壳五分　砂仁炒，六分　川独活五分　白芍药酒炒，一钱二分

上用姜一片，枣一枚，糯米百余粒，水煎空心服。

加味六君子汤（一百六十二）

妊娠二三月时作呕吐，名曰恶阻。恶阻者，恶心而阻隔饮食也，此方主之。

半夏汤泡七次，晒干切片，再以生姜自然汁拌　白茯苓去皮，各一钱五分　陈皮一钱　人参八分　白术炒　砂仁炒，各六分　甘草二分

上用姜三片煎，食远温服。

芎苏散（一百六十三）

治妊娠伤寒，头疼，身痛，发热，胸膈烦闷，兀兀欲吐。法禁汗、吐、下，止宜和解。方见春类

妊娠伤寒热病护胎法附安胎饮

用伏龙肝（即灶心土），井水调涂脐下，干又涂之，就以井花水调服一钱。产难细研一钱，酒调服亦妙。

十圣散（一百六十四）

小产一症，多因本妇气血不足，胎无所荣；血不足，胎无所养。荣养失宜，犹树枝枯而果落，岂不伤枝损叶乎？其间过伤饥饱、劳逸动胎、恼怒忧思、内外寒冷，伤于子脏，又须量轻重而加减治之。此药性平和，滋血养气。须月服四五贴方好，或素有堕胎之患者，亦宜按法用

之。仍忌恼怒、生冷、酒、醋、热物。

人参去芦　黄芪各八分　白术炒，一钱　砂仁炒，五分
甘草三分　熟地黄酒洗　白芍药酒炒　当归身酒洗，各一钱
川芎七分　川续断七分

上用姜一片，枣一枚，水一钟半煎八分，食远服。

三合济生汤（一百六十五）

治临产艰难，虽一日不下，服此自然转动下生。

枳壳二钱，麸炒　香附炒，一钱半①　甘草七分　川芎二
钱　当归三钱　苏叶八分　大腹皮姜汁洗，一钱半

上用水二钟煎至一钟，待腰腹痛甚时，通口服之即
产。九月尾、十月头，先服一二服尤妙，此方用效。

陈继崖验方

当归五钱　川芎三钱　枳壳二钱　鳖甲五钱

酒、醋炙，淬七次。坐产，以水煎服，顷刻就下。

催生不传遇仙丹（一百六十六）

治难产，累用，效见神速。

蓖麻子去壳，十四粒　朱砂另研　雄黄另研，各二钱半
蛇蜕一条，全

上为细末，粥糊为丸如弹子大。每服一丸，临产时先
以川椒汤淋洗脐下，纳药一丸，以黄纸数重覆药上，软帛
拴系。产则急取去之，否则连生肠俱下。一丸可用三次，
若误致生肠下，即以本药放顶门上即收，神效。

---

① 半：原脱，据吴本及杨本补。

治胎衣不下神方（附）

凡产后胎衣不下，恶血凑心迷闷，须臾不救，产母即危。此方可预合下以备用，真济世救急之神方也。

干漆二钱，为末　大附子一枚，炮去皮脐，为末

上二味和匀外用。大黄五钱为末，酒、醋熬成膏子，和前末为丸如梧桐子大。每服三十丸，淡醋汤下。一时连进三服，胎衣即下，神效。

治胎衣不下，一时无药者。（附）

用皮硝三钱为末，童便调，热服即下。亦治横生逆产，仍将本妇手足爪甲炒黄为末，酒下一匕。更令有力稳婆将产妇抱起，将竹筒从心上赶下，如此数次即下。

治横生逆产方（一百六十七）

其症孕妇欲产时，遇腹痛不肯舒伸行走，多曲腰眠卧忍痛，其儿在腹中不得转动。若手先出，谓之横生；足先出，谓之逆产。须臾不救，子母俱亡，此方立效。

乌蛇蜕一条　蝉蜕十四个，去土，柳树上者佳　壮血余一球，胎发更好

上各烧灰存性，为末。每服二钱，酒调下，连进二服，仰卧片时儿即下。

附：又法

用小针于儿脚心刺三五针，急以烧盐少许涂刺处，即时顺下，子母俱活。

附：治血晕，昏迷欲死者。

急取韭菜根一大握，切细放在小口瓶内，用滚热酸醋

泡在瓶中，将瓶口冲在病人鼻口内，使韭气直冲透经络，血行即活，再用后方。轻则烧旧漆器熏鼻亦好。

清魂散（一百六十八）

治产后眩运、血晕二症，又能清血行经，逐旧养新。

泽兰叶　荆芥穗各二两　川芎一两　人参五钱　甘草四钱

上为细末，每服二钱，煎葱汤或酒送下，煎服亦可。

附：产后调补气血方

人参　白术各一钱　甘草　川芎各七分　当归八分　黄芩　陈皮各五分　熟地黄酒洗，一钱

上用姜枣煎，食远服。

如发热轻，则加茯苓一钱，淡渗其热。重则加干姜（炒黑）一钱，以散其热。或曰大热何以用干姜？曰：此非有余之热，乃阴虚生内热耳。盖干姜能于肺，分利肺气；入肝，分引血药生血，然必与补阴药同用乃效。此造化自然之妙，非天下之至神，其孰能与于此乎？

治产后败血不止，小腹绕脐作痛，俗名儿枕痛，此方一服即愈（一百六十九）

生蒲黄　川芎　白术　神曲　陈皮　桃仁各七分　香附童便炒，一钱五分　甘草四分　当归尾净，一钱半

上用水一钟半煎七分，不拘时热服。

乌金散（附）

治产后一十八症。

第一，胎死不下。

二，难产。

三，胎衣不下。

四，产后眼花。

五，产后口干、心闷。

六，寒热似疟。

七，败血流入，四肢浮肿，寒热不定。

八，血邪颠狂，语言无度。

九，失音不语。

十，心腹疼痛。

十一，百节骨酸疼。

十二，败血似鸡肝。

十三，咳嗽寒热不定。

十四，胸胁气满呕逆。

十五，小便涩。

十六，舌干，鼻中血出，绕项生疮。

十七，腰疼如角弓。

十八，喉中如蝉声。

以上症候并宜服之。

乌金子即大乌豆　肉桂去粗皮　当归去芦，酒洗烘干　真蒲黄　木香　青皮去白　壮血余烧存性　赤芍药炒　皂荚不蛀者，烧存性　紫葳即凌霄花　大蓟根　小蓟根　蚕蜕纸新绵亦好，烧存性　棕毛烧存性，以上各五钱　红花干者，一两　川乌一个，生用　朱砂少许，另研　血竭少许，另研

上十八味，除灰药另研外，共为细末，入另研药和匀。每服一钱，生姜汤，或芍药当归汤，或凌霄花煎酒调

下。甚者一夜三四服。忌：鱼、鹅、猪、羊及一切生冷，油炙等物。取效甚速。

大黄膏，治症照后调下，随症消息加减，妙不可言（一百七十）

用锦纹川黄不拘多少，米泔水浸经宿，去粗皮，晒干，为细末听用。外用陈米醋酌量多少熬待稠黏，渐入大黄末，不住手搅令极匀，以磁器贮之，纸糊封口，毋致蒸发。临时量病虚实轻重，入在乌金散内服之。人壮病实者，半弹丸，以下渐少。或以膏子丸如龙眼大一样，芡实大一样，皂子大一样，阴干磁器密收。看病大小用一丸，与病人嚼破，以乌金散送下。

产后内热，恶露作痛，俗名儿枕痛，及大便不利秘结者。并用四物汤浸化一丸服。

发寒热如疟，或内热者。煎小柴胡汤浸化一大丸服之。未效再服，并不恶心。

口中吐酸水，面目浮肿，两胁疼痛，举动失力者，温酒下。

产后两太阳痛，呵欠，心忪气短，肢体羸瘦，不思饮食，血风身热，手足顽麻，百节疼痛，米汤下。

产后眼前黑暗，血晕，血热，口渴，烦闷，狂言如见鬼神，不省人事。浓煎薄荷汤下，或童便各半下亦可。

产后面垢颜赤，五心烦热，或结成血块，脐腹奔痛，时发寒热，有冷汗者，童便、酒各半下，或薄荷汤亦可。

产后血余恶露不尽，结滞腹脐刺痛，恶物上冲，心胸闷满，童便、酒各半下。

产后未经满月，血气不通，咳嗽，四肢无力，临睡自汗不止，月水不调，久而不治，则为骨蒸瘵疾，童便、酒各半下。

产后鼻衄，口干，舌黑，童便、酒下。

产后大小便不通，烦躁口苦者，薄荷自然汁下。如无，浓煎薄荷汤下。

产后赤白痢疾，陈米汤下。

产后漏血水，枣汤下。

产后赤白带，胶艾汤下。

血崩漏下，糯米汤下。

勒奶痛或成痈，水捣膏敷乳上，一宿自瘥。

抑肝散（一百七十一）

治寡居独阴，妇人恶寒发热，全类疟者，久不愈即成瘵疾。

柴胡二钱半　赤芍药　牡丹皮去心，各一钱半　青皮炒，二钱　当归五分　生地黄五分　地骨皮一钱　香附童便炒，一钱　川芎七分　连翘五分　山栀仁炒，一钱　甘草二①分　神曲炒，八分

上用水煎，空心服。渣再煎，下午服。夜服交感丹一丸，方见秋类。此二方累试累效。

---

① 二：吴本及杨本均作"三"。

慈幼类①

附：治妇人生下孩儿但不能发声，谓之梦生。世俗多不知救，深为可悯。今后有此，切不可断脐，将胞衣用火炙，令暖气入儿腹内。却取猫一只，用青袋包裹其头足，使一伶俐妇人拿住猫头，向儿耳边，以口着力咬破猫耳，猫必大叫一声，儿即省，开口发声，遂得生矣。

附：又法

儿因难产或逆产下，不哭微有气者，即以本父母真气度之亦活。二法皆经验。

治惊风方（附）

凡小儿急惊，属肝木风痰有余之症。治宜平肝，镇心，驱风，消痰，降火，清内热。慢惊属脾土不足，因吐泻久虚，元气不固，或大病后元气不足，宜补中兼疏利。世俗以一药通治二症者，甚妄。

急惊神方（一百七十二）

牛胆南星四钱半　全蝎二钱　荆芥穗　防风去芦　僵蚕炒　天竺黄各三钱　辰砂天葵草伏过，一钱六分，另研　琥珀牛黄另研　蝉蜕　木香各一钱五分

上为末，山药打糊为丸如龙眼大，朱砂为衣。每服一丸，姜汤化下。此吉水邓小儿家传，极效。

又方（附）

---

① 慈幼类：此标题原位于"治惊风方"前，据洪本移至此。

治急惊。

车前子三钱　轻粉一钱　麝香二分，另研　片脑一^①分半，另研　牛黄一钱，另研　全蝎十四个　天麻二钱　牛胆南星二钱　白附子一钱　朱砂三钱，另研　青黛一钱　珍珠一钱，另研　男儿乳^②一盏　生人血^③二匙

上为末，各研和匀，粟米糊为丸如黄豆大，朱砂为衣。每服一丸，荆芥薄荷汤磨下。先用半丸研细，吹入鼻中。外用石脑^④、僵蚕，去嘴调涂人中，立效。

慢惊秘方（附）

急惊日久不止亦可用。

人参　白茯苓去皮、心　琥珀　僵蚕　全蝎　防风去芦　牛胆南星　白附子生用　蝉蜕去土　蕲蛇肉各二钱　辰砂一钱，另研　麝香二分

上为末，炼蜜为丸黄豆大，朱砂为衣。每服一丸，菖蒲汤化下。急惊，薄荷汤化下。此二方芜湖夏小儿世传，极效。

慢惊神效方（附）

人参一两　僵蚕炒，三钱　全蝎二钱　生人血二匙　辰砂二钱，另研为衣

上为末，用麻黄一两，甘草一两，熬膏为丸如樱桃大，朱砂为衣。每服一丸，南枣煎汤化下。此邵伯仲小儿

---

① 一：原脱，据吴本及杨本补。
② 男儿乳：即头生男孩的乳汁。
③ 生人血：即乳汁。
④ 石脑：即禹余粮

方，累用累效。

秘传牛黄清心丸（一百七十三）

治小儿惊风，大人中风，中痰，中气，一切风痰之症。

天麻四两　防风二两，去芦　牛胆南星二两半　僵蚕炒全蝎各二两半　白附子生用　干天罗即丝瓜，五钱　川乌五钱远志去心，二两　川山甲蛤粉炒，三两　蝉蜕二两，去土　蒿虫①不拘多少　辰砂天葵煮，一两　雄黄一两。二味另研　犀角镑细，五钱　蜈蚣三钱　蟾酥五分，另研　沉香三钱　细辛五钱　龙齿五钱　琥珀二钱，另研　珍珠三钱，另研　天竺黄三钱　蛤蚧一对　金银箔各十帖

上药各制净为末，外用荆芥一斤，麻黄一斤，木通一斤，皂角半斤，甘草四两，苍耳子四两，六味熬膏入真酥合油，和蜜为丸芡实大，金银箔为衣，蜡封，随证调引用。

回生锭（一百七十四）

治慢惊圣药。一锭即有起死回生之功，顷刻见效，故名为回生锭。真海上仙方也，急惊亦效。

人参五钱　白术一两　真赤石脂煅，五钱净，假的不用山药一两　甘草　辰砂各二钱　桔梗一两　白茯苓去皮，一两滴乳香二钱，另研　麝香一钱，另研　牛黄一钱，另研　牛胆南星五钱　礞石煅，金色三钱　金箔十片为衣

---

① 蒿虫：苦蒿秆的虫子即蒿虫，可以止小儿百日咳。

上为末，五月五日午时取粽捣匀，印作锭子，金箔为衣，阴干。每服大人五分，小儿二分，薄荷汤下。

秘方黑神丸（一百七十五）

治急惊风，垂死者一服可即活。

腻粉　香墨　白面各二钱　芦荟一钱八分　牛黄另研青黛飞净　使君肉去壳，净各一钱　辰砂一钱半，另研　麝香五分，另研　冰片二分，另研　金箔十片

上为末，面糊为丸黄豆大，金箔为衣。每服一丸，薄荷汤下。

治急慢惊风海上方（附）

用五月五日午时，取白头蚯蚓不拘多少，去泥焙干为末，加辰砂等分和匀，糯米糊为丸绿豆大，金箔为衣。每服一丸，白汤下。取蚯蚓时，先以刀截为两段，看其断时跌快者治急惊，跌慢者治慢惊，作二处修合极效。（附）

仙传救急惊神方（附）

并治大人中风、中痰，立服立效。不许受谢，并食病家茶酒，犯者不效。

用生白石膏（研末）十两，辰砂（研末）五钱，二味和匀。每服大人三钱，小儿一岁至三岁一钱，四岁至七岁一钱五分，八岁至十二岁二钱，十三至十六岁二钱五分，用生蜜调下，立效。

按：此二方价不贵而功极速，累用累效。

千金肥儿丸（一百七十六）

小儿疳症，因脾家有积，脾土虚而肝木乘之所致。积

久不散，复伤生冷厚味，故作疳症。肚大筋青，潮热咳嗽，胸前骨露。治法调脾胃，养血气为主；其次消积，杀虫，散疳热。

白术半斤　真茅山苍术半斤　陈皮一斤，不去白　厚朴一斤，用干姜半斤，水拌令润透，同炒干，去姜不用　甘草一斤，炙为末用，留一半为衣　癞蛤蟆十只，蒸熟，焙干为末　川黄连一斤，用苦参四两，好烧酒一斤，二味拌合一时，焙干，去参　禹余粮煅，一斤，如无以蛇含石代　神曲一斤，炒　牡蛎煅七次，童便淬七次，净一斤　青蒿一斤，童便制为末　山楂去核，一斤鳖甲醋炙，一斤　胡黄连半斤　芦荟四两　夜明砂淘净，四两使君子去壳，净肉四两　鹤虱不拘多少

上前药各制净为末，外用小红枣五斤（去皮核），黄芪三斤，当归一斤，熬膏入面一斤，打和作糊为丸如绿豆大，以前甘草末半斤攦丸，小茴香末各四两为衣。每服八岁以下五十丸，九岁以上七十丸。食前清米汤送下，累用神效。

消疳饼（一百七十七）

专治诸疳积，累试极验，儿又肯用。

夏月取癞蛤蟆百余只，端午前后取的更佳。去头足，肠、肚、皮、骨另放一处。先将肉香油煎熟与儿吃，再将皮骨肠肚以钵头盛放，烈日中上用稀筛盖之，任苍蝇攻钻生蛆，食骨上肉尽，然后取蛆洗净，炒干，用重纸包，灰火内煨焦存性，为末，每末一两加入后药。

胡黄连二两　山楂肉去子，净四两　真芦荟二两　砂仁二

两　青皮去白，麸炒，一两　芜荑一两　槟榔二两　蒿心末一
两　西涯木香五钱

上为末，除渣，净一斤。外用陈麦面十斤，砂糖二
斤，锡糖一斤，将药、面、糖和匀，如金花饼法造成饼
子，一两重一个。每日空心食一个，米汤下。能消疳磨积
如神，小儿逐日用之，极妙。

附：治小儿吐泻，由寒热不匀，内伤脾胃所致。泄泻
痢疾，亦由湿热积滞而成。治宜消积理脾为要，后二方
主之。

加减钱氏白术散（一百七十八）

治吐泻极效。

人参五分　白术八分　白茯苓六分　甘草二分　陈皮六
分　半夏七分　藿香　砂仁　干葛各五分

上用水一钟煎六分，入姜汁一匙和匀服。

香橘饼（一百七十九）

治小儿疳积，下痢，并久泻不止，或冷热不调，赤白
脓血相杂，小腹疼痛，或禁口不食，里急后重，日夜无
度，经久不瘥，致脾虚脱肛不收，并宜服之。

陈皮去白　青皮去穰，麸炒　厚朴姜制　青木香　山楂
肉去核，净　神曲炒　麦芽炒　白术炒，各四两　三棱醋炒，
二两　莪术醋炒，一两　香附炒　砂仁炒　甘草炙　人参滋润
有润者，去芦，各二两　木香不见火，五钱

上为极细末，炼蜜和匀印作锭子。每饼湿时重二钱，
阴干。每服一饼，空心，米汤化下立效，大人亦可用。

白术助胃丹（一百八十）

治小儿吐泻。大能和脾胃，进饮食，化滞磨积。

白术一两五钱，陈土炒　人参六钱　白茯苓去皮，一两
甘草炙，五钱　白豆蔻大者去壳，十五粒　砂仁大者四十粒，炒
肉豆蔻中大四个，鸡蛋清炒　木香二①钱　山药姜汁炒，一②两

上为极细末，炼蜜丸如皂子大。每服一丸，空心米汤
化下。

治小儿食伤，宜服此方消导之（一百八十一）

白术一钱　陈皮七分　麦芽一钱　厚朴六分　甘草四分
枳实六分

伤乳及粥饭米面，加神曲（真炒香）一钱，半夏六
分，更增麦芽五分。

若伤鱼、肉、果子等食，加山楂一钱（炒），砂仁五
分，黄连三分，草果三分。

伤生冷之物，腹痛泄泻，清冷色白，加砂仁、山楂、
神曲各八分，煨木香四分，干姜（炒紫黑）三分。

伤辛热饮食，或伤食停积日久，食郁作热，呕吐酸水
或大便积痢不快，或黄黑色，此有热也。加姜炒黄连七
分，山楂、川芎各五分，木香三分。

寻常些小伤食不必服药，只用麦芽入姜二片，煎汤
饮之。

---

① 二：吴本及杨本均作"三"。
② 一：吴本及杨本均作"二"。

上药用姜二片，水一钟煎六分，食前服。

若饮食伤脾胃，食积在内作热见于肌表，或潮热往来，只宜理中而表热自除，不可解表。宜用前方加山楂、白芍药、升麻、干葛各八分，生甘草二分，炙甘草二分，黄连五分，以消食积之热。表热未除，亦宜加除脾胃之热。热壮盛，脉有力者，更加煅石膏一钱，此皆太阴、阳明二经药也。

治小儿服前消导药，积去后泄泻不止，服此方调补脾胃，止泻。（附）

白术一钱二分　白茯苓一钱　白芍药一钱，酒炒　木香煨
甘草炙　肉豆蔻各四分　黄连姜炒　神曲姜炒　陈皮各六钱
干姜炒半黑，二分半

上用姜二片煎，食前温服。

泄泻止后，调理以复脾胃之气。本方去干姜、神曲、肉果①，加人参六分，黄芪三分，服二贴愈。

过服解表止泻痢，致损脾胃中血气。本方去肉果、木香、干姜、神曲、黄连；加山楂三分，当归四分，半夏（姜制）八分，麦门冬六分，川芎二分。此皆平和之剂，故可常服，调理以复胃气，虽大人亦可服也。

磨积锭（一百八十二）

治小儿一切积滞。

白术陈土炒，二两　陈皮二两　厚朴姜炒，一两　槟榔一

---

① 肉果：即肉豆蔻。

两　枳实麸炒，一两　三棱　莪术一味醋炒，各一两半　甘草
一两　使君子去核，净一两七钱　半夏曲一两　山楂去核　神
曲各二两　阿魏真者，一两　黑牵牛头末，一两，半生半炒　巴
豆霜三钱，另研　木香三钱　硇砂一钱，洗去砂土　苍术麸炒，
一两

上为末，神曲一半，麦芽面一半，打糊为块，捣千余
下，印作锭子，每锭湿重二钱，阴干约一钱。每服八岁以
上一锭，七岁以下半锭，空心，滚白汤磨下。微利一二次
不妨，无积不可服。

惺惺散（一百八十三）

变蒸一症乃小儿蒸皮长骨，变幻精神，不须服药。其
有兼伤风寒，咳嗽痰涎，鼻塞声重，蒸蒸发热，宜服
此方。

人参　白术　白茯苓　甘草炙　白芍药炒　桔梗　天
花粉各五钱　细辛　薄荷叶各二钱半

上为粗末，每服三钱，水四盏，煎二盏服，不拘
时候。

附：治麻症及瘙疹，初因外感不解，热蕴于内而成。
宜用葛根汤以解散。痘疮初觉发热，亦宜用之。若见标，
则不用也。方见春类

消毒饮（一百八十四）

治瘙疹热甚紫黑者，或痘未出时亦宜服。

牛蒡子一名鼠黏子，炒研，三钱　荆芥去根，一钱　连翘三
钱　防风去芦　甘草生，各五分　犀角二分，另磨入

上作一服，水煎热服。

附：治痘三法

按《博爱心鉴》治痘症，立逆顺险三法，极其详明，而效验亦神。谨按其法之大概，以所宜用之方，随变症加减，详于三法之下。

附：顺者，一二日间，初出之象如粟于口鼻、腮耳、年寿①之间。先发二三点，淡红润色者，吉之兆也。气得其正，血得其行，其毒浅而轻，不得妄行，所以不须服药。如七八日内，贯浆之时，略服保元汤一二贴，以助其气血也。

保元汤（附）

人参二钱　黄芪三钱　甘草一钱　加川芎五分　当归七分，引助血分

上用姜一片，水一钟，煎六分，食远温服。

附：逆者，初出于天庭、司空、太阳、印堂、结喉、心胸方广之处。先发者逆，形如蚕种紫黑，干枯气涩，血滞致毒深，妄参阳位，难当其势也。以前保元汤内用人参一钱，黄芪、甘草各一钱，加白芍药一钱，牛蒡子、黄芩、黄连、玄参、丝瓜灰、当归、川芎、连翘各五分，陈皮、官桂各三分，防风、羌活、荆芥、前胡各四分，姜三片，葱一根煎服。

一以解毒，一以助气血，取汗以泄其毒，开其滞涩，或幡然如云雾之散而白日出见。此一救而可得生者十中

---

① 年寿：指印堂与山根之间的部位。

二三。

七八日内病势沉重，色白毒深，又用保元汤加大黄、芒硝、枳实（炒）、厚朴、川芎、当归水煎服。大下之，下后而身湿，再出红润，此则十中可活一二，乃起死回生之妙也。

附：险者，初出圆晕成形，干红少润，其一二日间出现者毒尚浅，气血未离可治。以俟其气血交会也，以保元汤加桂二①分，兼和血匀气之剂。如毒若盛，兼解毒之药。

加味保元汤（一百八十五）

人参　黄芪　甘草　白芍药各一钱　当归六分, 活血陈皮六分, 匀气　白术六分, 补中　牛蒡子七分　连翘　玄参各六分, 解毒

上用水一钟煎七分，温服入少酒尤验。一云，四肢出不快者，加防风五分。八九日以此方加减服，以助其气血。贯浆十三四日内，以保元汤加白术、白茯苓、陈皮、山楂以助结痂。如渴，用参苓白术散方见夏类。如毒热不解，用后方。

牛蒡子散（附）

牛蒡子一钱　连翘　黄连　玄参各七分　甘草生　荆芥防风各五分　紫草五分　犀角锉末, 三分入药　川芎　当归赤芍药　生地黄各六分

上用水一钟，煎七分服，以解其热毒，即安。

大法保元汤、四物汤、四君子汤，皆当随气血盛衰参

---

① 二：吴本及杨本均作"三"。

用。毒盛则下之，毒少则解散之，寒则温之，热则清之，全在活法治之，可保无虞。古方木香异功等散，多燥热，非①真寒证不可轻用，慎之慎之。

又方

余毒用牛蒡子、射干、升麻、甘草各二钱，水煎分上下服之，验过。

神功消毒保婴丹（一百八十六）

凡小儿未出痘疮者，每遇春分、秋分日服一丸，其痘毒即渐消化。若只服一二次者，只得减少。若服三年六次，其毒尽能消化，必保无虞。此方屡经试验，务照后开日期洁诚修合，服之神效。

缠豆藤一两五钱，其藤八月收，取毛豆桔上缠绕细红丝就是，采取阴干，此味为主，妙在此味药上　黑豆三十粒　赤豆七十粒　山楂肉一两　新升麻七钱五分　生地黄五钱　荆芥五钱　防风五钱　川独活　甘草　当归各五钱　连翘七钱五分　黄连　赤芍药　桔梗各五钱　牛蒡子一两　辰砂另研，甘草同煮过，去甘草，一两五钱　苦丝瓜二个，各长五寸，隔年经霜者妙，烧灰存性

上各为极细末，砂糖拌匀，共捣千余下，丸如李核大。每服一丸，浓煎甘草汤化下。

其前项药预办精料，遇春分、秋分，或正月十五或七月十五日修合，务在虔诚。忌妇人、鸡、猫、犬、孝子见。合药须于净室，焚香，向太阳祝药云：神仙真药，体

---

① 非：原作"皆"，据吴本及杨本改。

合自然，婴儿吞服，天地齐年，吾奉太上老君，急急如律令敕。一气七遍。

治小儿初生方① （一百八十七）

治小儿初生七日内，急患脐风撮口，百无一活，父母坐视其死而不能救，良可悯哉。一秘法极有神验，世罕知之。

凡儿患此疾者，齿龈之上有小泡如粟米状，急以温水蘸青软帛或绵裹手指，轻轻擦破，即开口便安，不须服药，神效不误。

治撮口方（附）

小儿断脐为风湿所乘，或尿在包裙之内，遂成脐风，面赤喘急，啼声不出，名曰撮口，此方治之。

赤脚金头蜈蚣一条　蝎梢四尾　僵蚕七枚　瞿麦五分

上为细末，先将鹅管吹药一分入鼻内，使嚏啼哭为可医，后用薄荷汤调服三五分，立效。

附：治小儿初生，大小便不通，腹胀欲绝者。

急令妇人以热水漱口，吸咂儿前后心并脐下、两手足共七处，每一处凡三五次，漱口吸咂取红赤色为度。须臾自通，不尔无生。若遇此证，按法治之，可得再生也。

天一丸 （一百八十八）

治小儿百病，随证调引。

灯心用净一斤，以米粉浆水洗，晒干研末，入水沉之，浮者取

---

① 治小儿初生方：原脱，据《提纲》补。

用。再晒干，二两半，沉者不用　赤、白茯苓　茯神去皮心，净，各二两　泽泻五两，去毛，净，要白者　滑石牡丹皮二两同煮半日，去丹皮，晒干，净，六两　猪苓去黑皮，五两

上药五味为细末，外用人参六两，白术六两，甘草四两熬膏为丸如龙眼大，朱砂为衣，贴金箔。每服一丸，照病调引用。大抵小儿之生，本天一生水之妙。凡治小儿病，以水道通利为捷径也。

养老类

却病延寿丹（一百八十九）

年高老人，但觉小水短少即是病进，宜服此方。

人参一钱　白术一钱　牛膝一钱　白芍药一钱　白茯苓一钱　陈皮一钱　山楂肉去核，一钱　当归五分　小甘草五分

上用姜二片煎，空心服。

春加川芎七分，夏秋加黄芩、麦门冬各一钱，冬加干姜二分，倍当归服至小水长止药。如短少又服。此丹溪养母方也，为人子者不可不知。此或用糊丸如梧桐子大。每服七八十丸，空心食远，清米汤下。

三子养亲汤（一百九十）

老人形衰，苦于痰喘，咳嗽，气急，胸满，艰食。不可妄投荡涤峻利之药，反耗真气。是有三人求治其亲，静中精思，以成此方，随试随效。又谓三子者，出自老圃，

性度和平芬畅，善佐饮食，善养^①脾胃，使人亲有勿药之喜，故仁者取焉。

紫苏子_{主气喘，咳嗽用紫色，真正年久者佳} 萝卜子_{主痞闷，兼理气，用白种者} 白芥子_{消痰下气宽中，白者佳，紫色不用}

上各洗净，去砂土晒干，纸上微炒研细。看何经病多，以所主为君，余次之。每剂不过三钱，用生绢或细布小袋盛之煮汤。可随甘旨^②饮啜，亦不拘时。勿煎太过，令味苦辣口。若大便素实，入熟蜜一匙。冬寒加姜一片，尤妙。

加味地黄丸（一百九十一）

治老人阴虚，筋骨痿弱无力，面无光泽或黯惨，食少，痰多，或嗽，或喘，或便溺数、涩，阳痿，足膝无力，形体瘦弱。因肾气久虚，憔悴寝汗，发热作渴。

怀熟地黄_{酒蒸，四两} 山茱萸_{去核，净二两} 山药_{姜汁炒，一两} 牡丹皮_{去木，一两半} 益智仁_{去壳，盐水炒一两，古方泽泻} 五味子_{去梗，一两} 麦门冬_{去心，一两}

上为末，炼蜜为丸如梧桐子大。每服七八十丸，空心，盐汤下。

夏月不用盐。

腰痛加鹿茸、当归、木瓜、续断各一两。

消渴去茯神，倍用麦门冬、五味子。

---

① 养：原脱，据吴本及杨本补。

② 旨：美味。《诗·小雅·鱼丽》："君子有酒，旨且多。"郑玄笺："酒美而此鱼又多也。"

老人下元冷，胞转不得小便，膨急切痛四五日，困笃垂死者，用泽泻二两，去益智仁。

诸淋数起不通，倍用茯苓、泽泻，益智减半。

脚气痛连腰胯，加牛膝、木瓜各一①两。

夜多小便，依本方茯苓减半。

虚壅，牙齿疼痛，浮而不能嚼物，并耳聩及鸣，并去麦门冬，加附子（炮）、桂心（净）各一两。

耳聋或作波涛、钟鼓之声，用全蝎四十九枚，炒微黄色，为末。每服三钱，温酒送下一百丸，空心服。

加味搜风顺气丸（一百九十二）

老人常服，润利脏腑，永无瘫痪，痰火之病极效。方见冬类

固本酒（一百九十三）

老人常服，补脾清肺，养心益肾，大补阴血。

人参一两　甘州枸杞子一两　天门冬去心，一两　麦门冬去心，一两　怀生地黄一两　怀熟地黄一两

上好烧酒十二斤浸，春秋半月、夏七、冬二十一日，密封固瓶口。待浸日完，取出绞去渣。每日空心，食远各饮二盏。其渣再用白酒十斤煮熟，去渣，每日随意用之。

菖蒲酒（附）

通血脉，调荣卫，聪耳明目。久服气力倍常，行及奔马，发白返黑，齿落更生，延年益寿，心与神通，昼夜

---

① 一：原脱，据吴本及杨本补。

有光。

用五月五日、六月六日、七月七日取菖蒲不拘多少，捣烂绞取清汁五斗，糯米五斗，蒸熟入细酒曲五斤（南方只用三斤），捣碎拌匀，如造酒法下缸密盖三七日。榨起新坛盛，泥封固。每次温服二三杯，极妙。

菊花酒（附）

清心明目，养血疏风。

家菊花五斤　生地黄怀庆者，五斤　地骨皮去土木，净五斤

上三味捣碎一处，用水一石煮取净汁五斗，次用糯米五斗、炊饭细面曲五斤拌令匀，入瓮内密封三七日，候熟，澄清去渣，另用小瓶盛贮。每服二三杯，不拘时候。

冬青子酒（附）

用冬至日采冬青子一斗五升，糯米三斗拌匀。蒸熟，以酒曲造成酒，去渣煮熟，随意饮五七杯，不拘时。能清心明目，乌须黑发，延年益寿，却百病，消痰火。

紫苏子酒（附）

调中，益五脏，下气，补虚，润心肺，消痰，顺气。

用紫苏子三升，炒香研细，清酒三斗坛贮，将苏子纳入酒中密封，浸一七，滤去渣。每日随饮三五杯。

猪腰子粥（一百九十四）

治老人肾脏气惫，耳聋。

猪腰子二对，约八两　葱白四茎，去须切碎　人参五分
防风五分　粳米八合　薤白少许

上五味和米煮粥，入盐，空心食之。

黄鸡粥（附）

治老人五劳七伤。益下元，壮气海，服经月余，肌肉充盛。不论男妇老少，皆宜用之，大有补益。

黄母鸡一只，初生一次蛋者佳，杀，去毛肠杂　肉苁蓉酒浸一宿，去皱皮并内白心，切片晒干，一两　生薯蓣一两　阿魏少许　粳米三合

上先将鸡煮烂，去筋骨，取汁下米及鸡肉并苁蓉等五样，煮熟下盐，空心食之。

羊肉粥（附）

治老人虚损羸瘦。助阳，壮筋骨。

羊肉二斤，去骨　人参一两，去芦　黄芪一两，生用　白茯苓去皮，一两　大枣去核，五枚　糯米三合

上先将羊肉去脂皮，取精肉四两，细切豆大余一斤十二两，并药四味用水五大碗煎取汁三碗，绞去渣，入米煮粥，再下前切细生羊肉同煮熟，入五味调和，空心食之。

羊脊髓粥（附）

治老人脾胃气弱，劳损不下食。

用大羊脊髓一条透肥者，捣碎。用青粱米四合，淘净，以水五升煮取汁二升，下米煮作粥，入五味和匀，空心食之。常用极有补益。

鸡头实粥（附）

老人常用，益精强肾，聪耳明目。

用鸡头实不拘多少，去壳净粉三合，粳米三合，照常煮粥，空心食之。

薏苡仁粥（附）

治老人脾胃虚弱，常用疏风湿、壮筋骨。用薏苡仁四两，粳米三合，照常煮粥，不拘时用。

莲肉粥（附）

老人常用，补脾胃、养心肾。

用莲肉三两（去皮心，净），糯米三合，晚米三合，和匀作二次煮粥，空心食之。

法制猪肚方（一百九十五）

补老人脾胃不足，虚羸乏力。

豮猪肚一具，洗净　人参五钱　干姜一钱，泡　葱白五茎，去须叶　川椒一钱，炒出汗，去目、闭口者　糯米五合

上药研为末，以米合和相得入猪肚内，缝合勿令泄气。以水五升于①砂锅内，慢火煮令极烂，空心服之，次饮酒三五杯。

牛髓膏（附）

用熟牛胻骨内髓四两，核桃仁去皮二两。

上二味和，擂成膏，空心食。入少盐，大能补肾消痰，极效。

开胃炒面方（附）

歌曰：二两白盐四两姜　五斤炒面二茴香
　　　半斤杏仁和面炒　一两甘草蜜炙黄
　　　枸杞胡桃各半斤　芝麻等分最为良

---

① 于：原作"用"，据文义改。

　　　　驻颜和血延寿算　　补药之中第一方

上各研末和匀，不拘时，白滚汤点服。

又方（附）

治老人脾虚，或大病后，胃口虚弱怯食。

用糯米五升浸一昼夜，周时①淋干入锅内，慢火炒令香燥不可焦。外用花椒炒出汗，去目及闭口者，净二两。薏苡仁一斤，莲肉一斤（去皮、心），各炒黄熟，共和为末。再用白糖二斤和匀，磁罐密贮。每日清晨用一白盏，沸汤调服，善能补胃进食。

---

① 周时：指一昼夜。

卷　五

禁　方

万灵膏（一百九十六）

香油四斤，槐、柳、桃、榴、椿、杏、楮各二枝　两尖①
白芷　赤芍药　大黄　人参　黄连　白芍药　草乌　苦参
川芎　生地黄　川椒　胎发　川山甲　熟地黄　槐子　杏
仁各一两　当归二两　蓖麻一百二十粒②，去皮　巴豆一百二十
粒，去皮　黄柏一两，去皮　木鳖五十个，去皮

上两尖等二十二味俱㕮咀如麻豆大，入香油内浸，春
五、夏三、秋七、冬十日。

黄香十二两　黄丹二斤，水飞、澄、火焙七次　阿魏　沉
香　丁香　麝香　血竭各③一两　乳香　没药各三两　木香
一两

上阿魏等八味，俱为细末。

先将香油并药入铜锅内熬焦。将药锅取下④温冷，用
生绢过净。将药再熬，下黄丹，用槐、柳等枝不住手搅。
此时用烧火宜慢，常滴药在水中成珠不散，入黄香。将锅
取下冷片时，减火性，乃下阿魏等八味搅均，用凉水一大

---

① 两尖：即乌喙。
② 粒：原脱，据用药补。
③ 各：原脱，据杨本补。
④ 下：原脱，据杨本补。

桶，将药拔下水中，一日换水一次，浸七日七夜，去火力。用时以滚水化开，量疾大小，裁榜绵纸①贴效如神。无德之人不可传。

　　歌曰：此方妙诀秘通仙，原自从师学道传。

　　　　　　万病无忧皆有效，命归地府得复全。

　　歌曰：内外俱医识认真，不凭诊脉问元因。

　　　　　　熬成神应摊贴上，一服时间利患身。

　　治法：

　　痈疮初出，疽疮初出，发背初出，疔疮初出，瘰疬初出，无名肿毒初出。

　　以上诸证，初发一二日未成大患，俱用此膏贴之。火烘双手熨一百五十余手，务要出汗，其疮即日消散。若疮出四五日，已成肿硬，内已有脓，亦用此膏贴之，拔出脓净，其疮自然生肌平满。

　　干湿疥癣，诸般瘙痒，诸般风疹。

　　以上诸证，俱用此膏贴于脐中，火烘双手熨一百余手出汗。

　　癞疮肿肤。

　　此证用膏贴之，内加捣细木鳖一个，贴脐中，火烘双手熨一百余手出汗。

　　一切小疮疖。

　　用此膏随疮大小贴用之。

　　膀胱肿硬。

---

　　①　榜绵纸：即用木浆做的绵纸。

用膏贴之，火烘双手熨五十余手。

肩背寒湿疼痛，腰腿寒湿疼痛，两脚寒湿疼痛，脚气穿心疼痛。

以上诸证，俱用此膏贴之，火烘双手熨一百余手。

男子阳痿不起，女人阴痿瘦弱，男子遗精白浊，女人赤白带下，男子元气虚冷，女人子宫冷闭，男、妇赤白痢疾。

以上诸证，俱用此膏内加捣细木鳖一个，贴丹田，火烘双手熨一百余手。

五痨七伤。

此证男、女俱贴肺俞、肩井、三里、曲池，火烘双手熨一百余手。

男女痞块。

此证用面作圈围痞处，内放皮硝一两，上用重纸盖，熨斗熨纸上令内热，去其硝面。用此膏内加捣细木鳖一个贴之，火烘双手熨一百余手出汗。

小男癖疾。

此证不用硝面，止用此膏贴之，火烘双手熨二三十次，觉腹内热即止。

左瘫右痪。

此证用此膏，内加捣细木鳖一个贴丹田，火烘双手熨一百余手患处，仍服此药三丸，好酒下。

偏正头疼。

此一证男、女俱贴脐内，火烘双手熨八十余手。

冷积攻心。

照依积证大小摊贴，火烘双手熨六十余手。

舌胀。

此证用此膏贴心中、肺俞，并心坎下三寸，火烘双手熨一百余手出汗。

酒积，酒后呕吐，转食暗风。

以上诸证俱用此膏贴肺俞，兼心坎下二寸许，火烘双手熨六十余手。

风寒咳嗽，风热咳嗽，痨病咳嗽。

以上诸证，用此膏贴肺俞，火烘双手熨六十余手出汗。

打扑血凝。

此证用此膏贴疼处。如打扑虚肿，火烘双手熨一十余手，觉热即止。

胸膈不利，气喘不止。

此二证俱用此膏贴肺俞，火烘双手熨一百余手。

安胎不定。

此证先用此膏脐内贴，后用此膏内加捣细木鳖一个贴丹田，火烘双手熨一百余手。

月经不通。

此症用此膏贴陶、康二穴骨上，火烘双手熨六十余手。

犬咬，蛇伤，蝎螫。

此证用此膏贴之。不许用手烘，若用手烘，作脓难好。

春三月伤寒，已过日期。

用此膏贴脐上心坎下，火烘双手熨八十余手。

春三月伤寒，未过日期。

用此膏二两半，贴脐中，火烘双手熨六十余手出汗。

夏三月伤寒，走黄结胸。

用此膏二两，贴心坎下，火烘双手熨八十余手。

秋三月伤寒，兼赤白痢。

用此膏二两贴脐中，火烘双手熨九十余手。

冬三月伤寒，兼赤白痢。

用此膏二两半贴脐中，火烘双手熨一百余手。

四季伤寒。

俱贴脐中，酉时分贴，一服时见效。

服用：

将前膏药为丸如梧桐子大，蛤粉为衣，其药可放十年不坏，愈久愈效。每服三丸，各随证引下。

发背疮冷水下；血气未通酒下；咳嗽绵裹噙化；缠喉风绵裹噙化；喉闭绵裹噙化；风赤眼山栀汤下；打扑伤损橘皮汤下；腰膝疼痛盐汤下；唾血桑白皮汤下；赤痢甘草汤下；白痢生姜汤下；产后诸疾当归汤下；赤白带下当归汤下。

诗曰：常服肺凉诸病痸，宿垢留肠用此蠲。

软积开痰消癖瘕，大除胃热保神全。

四时无病常服，照各饮下。

春养肝脏川芎黄芪汤下；夏养心脏附子茯苓汤下；秋养肺脏赤小豆桔梗汤下；冬养肾脏苁蓉茯苓汤下。

四季养脾脏四引

春季芍药汤下；夏季黄芩汤下；秋季茯苓汤下；冬季乌头

汤下。

眼目杂证十一引

眼盲暗密蒙花汤下；五轮眼痒菊花汤下；内障眼疾石决明汤下；云翳遮睛木瓜汤下；攀睛翳膜石决明汤下；雀目眼疾夜明砂仁汤下；眼目咽喉病淡滚汤下；两眼赤肿痛陈皮汤下；赤热火眼黄连汤下；羞明怕日荆芥汤下；七十二种杂患眼椒汤下。

风疾病证二十六引

头眩目晕防风汤下；口眼歪斜，语言不正酒下；头风，手足腰曲荆芥汤下；摇头风金线重楼汤下；左瘫右痪热黄酒下；风狂麝香朱砂汤下；暗风病证荆芥汤下；感风百节痛独活汤下；偏正头风清茶汤下；风湿痹病天门冬汤下；诸痹骨痛六一散下；风寒病证菖蒲汤下；风气病茱萸汤下；惊痫风杏仁汤下；疯狂痫病空心酒下，苦丁香亦可；中诸风桃仁汤下，管仲汤亦可；诸风疾荆芥汤下，干姜亦可；破伤风病黄蜡汤下；心急风朱砂防风汤下；患后得风热酒下；肠风泻血当归炒槐子汤下；膀胱肾气茴香汤下；淋漓牛蒡子通草汤下；病风苁蓉汤下；肠风痔漏诃子汤下；骨节拘急，率风寒湿痹证白蒿荆芥汤下。

伤寒病证六引

伤寒无汗麻黄柴胡汤下；伤寒有汗桂枝芍药汤下；时气瘟疫井花水下，麻子仁亦可；阳毒伤寒黄连栀子汤下；阴毒伤寒附子枣汤下，酒亦可；或痢发汗生姜葱白汤下。

一应寒热五般疟疾十四引

暑气热病六一散调下；寒冷病证乳汁同煎下；大瘟疫热病黄芩汤下；浑身壮热砂糖汤下；虚热竹叶柴胡汤下；热病知

母汤下；上焦热大黄汤下；上焦虚热薄荷桔梗汤下；寒热肿梅心白薇汤下；下元虚冷热黄酒下；冷物所伤艾醋汤下；伤重冷物羖羊肉汤下；五种黄病发冷沸汤下；五般疟疾东南桃枝汤下，酒煎桃心亦可。

五痨七伤，遗精盗汗九引

五痨七伤人参汤下，陈皮汤亦可；七伤痨病金毛狗脊汤下；五种痨柴胡汤下，黄芪栀子汤亦可；羸瘦黄虚疾乳香汤下；虚弱温酒下，菟丝子亦可；痨疾胀满黄芪柴胡汤下；四肢无力牛膝续断汤下；气烦甘草桔梗桑白皮汤下。虚弱羸瘦，夜梦鬼交，登高涉险，遗精盗汗，寒热往来温酒下。

五积六聚，癥瘕气疝八引

癥积满胀童便送下；年深积气麻子仁汤下；五积六聚气块木香青皮汤下；积瘤水气当归汤下；酒疸食黄茵陈栀子汤下，黄柏亦可；酒食所伤随所伤物下；积病牵牛汤下；疝癖气块熊胆汤下。

十种水气，单腹蛊胀六引

遍身肿满樟柳根汤下；十种水气樟柳根汤下；十种水①气大戟桑白皮汤下；蛊气病当归汤下；蛊气毒樟柳根汤下；单腹胀木香槟榔汤下。

反胃噎食，呕吐酸水、脓血十引

反胃噎食，呕逆木瓜汤下；胸中膈气木香陈皮汤下；呕吐不止病茯苓汤下；噎食病知母汤下；胸膈不快热酒调陈皮、厚朴下；脾胃不和懒食任汤下；冷吐酸水蓬术汤下；呕逆病苦

---

① 水：原作"十"，义不通，据上标题改。

丁香汤下；心烦呕吐白豆蔻汤下；吐血病小麦汤下，木瓜丝浆汤亦可。

嗽喘痰涎十引

咳嗽痰逆神曲汤下；咳嗽痰涎生姜汤下；痰滞膈膨枳壳汤下；风痰涎吐槐角子汤下；风喘嗽血陈皮汤下；风嗽猪肉汤下；嗽上喘桔梗白皮汤下；嗽逆伤肺蒺藜汤下；嗽兼泻川椒汤下；冷嗽生姜汤下。

小肠疝气，肾气不足，并脐痛七引

小肠气痛茴香汤下；疝气痛肉苁蓉汤下；风疝气痛茱萸汤下；膀胱肾气痛茴香汤下；肾气不足粟米汤下；脐痛难忍牛膝汤下；脐下痛酸枣仁汤下。

腰脚膝疼痛九引

腰痛苁蓉汤下；腰曲痛良姜荆芥汤下；腰痛牵牛威灵汤下；腰膝痛陈皮汤下；腰脚无力痛炒阿胶汤下；腰肠痛温黄酒下；脚气痛木瓜汤下；脚气转筋木瓜汤下；脚气小肠痛茴香汤下。

大小五般淋漓证六引

淋漏秘涩牛膝汤下；膀胱淋病牛蒡子汤下，通草亦可；五般淋涩茅花根汤下；沙淋病萱草根汤下；诸淋酸浆同酒下；阴隔不通瞿麦汤下。

肠风脏毒并痔漏五引

肠风痔漏诃子汤下；痔漏发痒漏芦汤下；肠风泻血当归炒槐子汤下；脏毒下血陈皮汤下；肠癖脓血黄连汤下。

痈疽发背，疹癫疔肿十二引

痈疽恶疮黄芪汤下；发背疮连翘汤下；恶疮呕吐丁香汤下；便毒牡蛎大黄汤下；瘰疬疮连翘汤下；疔疮疽白芷汤下；

黄水疮疽柳花汤下；癣疮发痒芦榨浆下；瘰瘤癥积夏枯草榨汁下；遍身癣癫防风荆芥汤下；十三种恶疔地丁汤下；打破伤损疮没药汤下。

口齿咽喉证十引

喉闭谷精草汤下；咽喉肿痛桔梗汤下；口禁不开白术汤下；口内生疮井花水下；口疮眼赤栀子黄柏汤下；牙疳齿气良姜汤下；牙齿出血当归汤下；牙疼齿僵良姜汤下；霍乱吐泻井花水下；心烦呕吐白豆蔻汤下。

小儿痘疹证二十一引

癍疮未出升麻汤下，赤芍药亦可；疹疮已出黄芪汤下；疮出不痛金银花汤下；疮出腹胀枳壳汤下；疹后泻痢甘草汤下；疹①出泻痢白术汤下；疮出发冷麻黄汤下；疮出壮热大黄汤下；疮出酷渴人参汤下；疮出不食枳壳汤下；疮出惊触青黛汤下；疮出喘喝黄连汤下；疮黑陷人牙汤下；疮入眼米泔水煎木瓜汤下；疮收入腹雄黄汤下，黄连亦可；疮收饮水干葛根汤下；疮出发喘人参汤下；疮出咳嗽五味子汤下；疮后发热连翘汤下；疮后有疮黄芪汤下；半出暂揩青黛汤下。

小儿杂证二十六引

急惊风朱砂汤下；慢惊风青黛汤下；疮疖诃子老米汤下；口疮诃子汤下，砂糖亦可；遍身疮疥金银花汤下；脸上生疮黄芪汤下；头际生疮黄连汤下；横眉疮香白芷汤下；乳痹病证丁

---

① 疹：原作"正"，据上下文改。

香汤下；肝脏风荆芥汤下；马脾风①薄荷汤下；眼赤肿痛谷精草汤下；头赤痛牡蛎汤下；胁赤肿痛桔梗汤下；丸赤肿痛黄芪汤下；头顶疼痛石膏汤下；背膊疼痛竹叶汤下；脚心痛灯草汤下；脑热痛甘草汤下；脑风病升麻汤下；多睡不食枳壳汤下；食面所伤青皮汤下；鼻塞黄芪汤下；小儿胀蛊萝卜汤下；小儿夜啼黄连汤下；耳育湿炒黄柏汤②下。

妇人、室女、胎前、产后证五十八引

产后败血上冲生地黄薄荷汤下；产后恶物不止陈皮汤下；产后发汗井花水下；产后寒热红花汤下；产后虚劳热黄酒下；妇人少乳樟柳根汤下；胎前产后乳香朱砂汤下；死胎不下葵菜汤下；死胎伤腹中红花酒下；血闭乌梅汤下，桃仁亦可；血淋③病艾叶汤下；血山崩漏续断汤下，当归亦可；血崩药服不止五灵汤下；血妄流不止沉香汤下；干血气当归汤下；经脉不行血竭汤下；经脉不调豆蔻汤下；经脉不止地黄汤下；经脉太过肉桂汤下；血枯竭牛膝汤下；血气不和当归汤下；血多血少梅子仁汤下；血气不升当归汤下；血不依时香附子汤下；血热多寒少连翘汤下；血结肉桂汤下；心神不宁远志汤下；血气凝滞梅子仁汤下；血脾煎黄连汤下；坠血破故纸汤下；败血冲心红花汤下；多寒少热炒甘草汤下；多热多寒连翘汤下；炎热柴胡汤下；增寒发热麻黄汤下；五种痨证柴胡汤下；遍身痛茴香汤下，薄荷亦可；身黄瘦麦门冬汤下；发困黄药子汤下；面黄无力牛膝

① 马脾风：病证名。出《医学纲目》。又名风喉、暴喘。为小儿"暴喘而胀满"（《幼科证治准绳》）的危重证候。

② 汤：原作"柏"，据杨本改。

③ 淋：原作"漏"，据杨本改。

汤下；无精神麻子汤下；多思虑石斛汤下；夜眠不安朱砂汤下；咳嗽人参汤下；黄肿赤芍药汤下；癥瘕病玄胡汤下；久冷积气艾叶汤下；腹中痛乳香汤下；胎热赤眼口疮黄连汤下；伤食恶肉厚朴汤下；伤毒鱼苍术汤下；伤冷物丁香汤下；伤酒豆蔻汤下；伤果木陈皮汤下；伤菜蔬青皮汤下；伤豆子枳壳汤下；妇人怀孕败艾叶汤下；妇人漏下当归汤下。

一应杂证四十三引

心痛艾醋汤下，乳香亦可；心痛作酸山茱萸汤下；急心痛枳壳汤下；心间热病清茶下；心火①东南桃枝汤下；烦热病栀子黄连汤下；烦渴病乌梅汤下；消渴病赤小豆茯苓汤下；伤胃咽渴瓜蒌汤下；饮食不消陈皮汤下；食少减陈皮汤下；五脏虚热温酒下；五脏虚冷当归汤下；五脏燥热栀子汤下；大便闭涩热大黄汤下；大小便不通大黄汤下；脱肛病证龙骨汤下；白痢熟②艾吴茱萸汤下；赤痢病甘草汤下；五痔八痢木香汤下；腹中有虫灯草、通草下，苦陈皮亦可；腹内血咬③樟柳根下；腹中胀满陈皮木瓜汤下；肚腹胀闷乌梅汤下；腹脏霍乱丁香汤下；百精殃鬼升麻汤下；邪气吐涎槐花汤下；气投鬼精木香汤下；不伏水土黄酒下；误吞铜铁黄酒下；山岚瘴气黄酒下；瘰瘤连翘汤下；瘿血、虫蛀甘遂汤下；两胁刺痛热黄酒下；恶刺痛唾津调搽好；鼻红桑白皮汤下；梦中出溺菟丝汤下；耳内蝉鸣牵牛茱萸汤下；耳聋鸡冠花汤下；喘息紫苏子汤下；接骨茯苓汤下；

---

① 心火：原作"心失蔽误"，据杨本改。
② 熟：原作"热"，据文义改。
③ 腹内血咬：即腹内血气刺痛。

霍乱吐泻井花水下，合香汤亦可；白痢病证姜汤下。

　　加味解肌汤（附）

　　柴胡　川芎　羌活　枳壳　桔梗　防风　茯苓　黄芩
甘草　半夏　白芷　细辛

　　上用姜三片，葱白三根，热服。

　　老太服加味紫苏饮（附）

　　紫苏　川芎　白术　陈皮　干葛　黄芩　芍药　砂仁
甘草　柴胡　麦门冬

　　上用姜一片，葱白二根，热服。以上谢惟清方。

柴胡三棱饮（一百九十七）

治小儿食积。

　　柴胡　神曲　黄芩　莪术　人参　三棱　枳实　陈皮
半夏　乌梅　青皮　茯苓　厚朴　槟榔　甘草

　　上用姜二片，草果三瓣，煎服。张小儿方。

黄连磨积丸（一百九十八）<small>柏乡张大尹传尹，山东人，名</small>
<small>延庭，滨州人。</small>

　　治一切痰饮，痰积，积聚怫郁，胁下闷倦，懒惰，饮
食不消，或吐逆恶心、眩晕、怔忡，时作时止，用之
如神。

　　黄连一两，内五钱吴茱萸同炒，五钱益智仁同炒，去二味不用，
<small>止用连</small>　栀子炒去秀　青皮去穰　川芎　苍术米酒浸七日　桃
仁去皮存①尖　白芥子酒浸炒，各五钱　香附子童便浸炒　莪术

---

　　①　存：原脱，据杨本补。

酒浸炒　山楂肉　莱菔子炒研，即萝卜子　白术以上各一两

三棱用西安者佳，一两五钱

上为细末，量用汤浸蒸饼为丸梧桐子大。每服五七十丸，茶汤、白汤任下。未丸时，先杵千余下。

苏合丸（一百九十九）

犀角二两，用尖　丁香二两　片脑二两，大片的。一方用一两　香附子二两　安息香二两，真正的　麝香二两，一方用①一两　明天麻二两　沉香二两　白术二两　檀香二两　苏合油二两　木香二两，陆的　荜拨二两　朱砂二两　诃子肉二两，一方用一两　乳香二两，一方用一两　白豆蔻肉二两　台乌二两　蜜糖六斤，一方用五斤　黄蜡三十斤　金箔一百片

抱龙丸（附）

枳壳一两　琥珀一两五钱　天竺黄一两五钱　枳实一两　黄檀香一两五钱，陆的　清河参一两五钱，人参　淮山药十两　茯神一两五钱，又一方用白茯苓　甘草三两　牛黄一钱二分，一方用一钱　牛胆南星一两三钱，一方用一两　麝香二钱五分，一方不用　珍珠一两五钱，成颗者。一方用五钱　明天麻一两，一方不用　全蝎五钱，去头足，净。一方不用　真僵蚕一两，去头足。一方不用　金箔四百片，为衣　蜜六斤，一方用二斤半　黄蜡二十斤

牛黄丸（附）

羚羊角一两　白茯苓一两五钱　防风一两五钱　犀角二两

---

① 用：原脱，据上下文改。

二钱　阿胶一两七钱　牛黄一两四钱　薄荷叶二两　甘草五两

白芍药一两五钱　麦门冬一两五钱，去心　黄芩一两五钱　神

曲一两五钱　白敛七钱　人参二两五钱　肉桂一两七钱　川

芎一两二钱　干姜八钱　白术二两七钱　麝香一两　片脑一两

雄黄八钱　淮山药七两　桔梗一两二钱　柴胡一两二钱　杏仁

一两三钱　大豆黄卷一两七钱　当归一两五钱　蒲黄二两五钱

金华枣一百二十个　金箔一千二百片　蜜糖六斤　黄蜡四十斤

活络丹（附）

牛黄二钱五分　片脑一钱五分　麝香五钱　人参一两　犀

角五钱　白花蛇二两　乌梢蛇二两　黑附子一两　乌药一两

白豆蔻一两　青皮一两　白茯苓一两　香附一两　当归一两五

钱　骨碎补一两　麻黄二两　川芎二两　两头尖二两　白术

一两　羌活二两　防风二两　全蝎二两　天麻二两　玄参二两

威灵仙一两半　白芷二两　草豆蔻二两　血竭七钱半　黄芩二

两　黄连二两　地龙五钱　大黄二两　熟地黄二两　木香二

两，陆的　沉香一两，陆的　丁香一两　乳香一两　没香一两

安息香一两　细辛一两半　干葛一两半　赤芍药一两　僵蚕一

两　天竺黄一两　龟板一两　虎骨一两　藿香二两　甘草二两

朱砂一两　官桂二两　松香五钱　何首乌二两　金箔四百张

酥油一两　黄蜡四十斤　蜜糖十一斤

梁木湾传药方（附）

琥珀一两五钱　天竺黄一两六钱　枳实一两二钱　檀香一

两六钱　人参一两五钱　山药十两　茯神一两六钱　粉草三两

三钱　牛黄一钱二分　牛胆南星一两八钱　麝香三钱或二钱五分

珍珠五钱　白术四两五钱　朱砂四两二钱　金箔一百五十片

一七八

蜂蜜六斤　黄蜡三十斤　加天麻三两

上琥珀抱龙丸方全料，计此药可制八百颗，每颗药内一钱二分，大约价银一十五两。

经验肥儿丸（二百）

以下二方医官陶国佐呈。

神曲微炒　麦芽炒　山药　山楂煮软，去核　水仙子以上各五钱，微炒　陈皮洗净　青皮去瓤　枳壳去瓤，面炒　前胡去芦，以上各三钱　苍术米泔水夜浸日晒七日为度　白术蛤粉炒　半夏姜汁夜浸日晒七日为度　使君子去壳，微炒　宣黄连去芦　砂仁　当归身以上七味，各二钱　人参一钱五分　胡黄连石莲肉二味各一钱　粉甘草七分

上各味精制为细末，用晚米糊为丸如小粟米大。每二三分或四五分，陈米汤下，或稀粥调和米汤俱可服下。

经验蟾酥五疳丸（附）

南木香去粗皮　青皮去瓤　肉豆蔻面包煨　芦荟　麦芽炒　神曲炒　山楂煮软，去核　千金子去壳槌油。以上八味各三钱（即续随子）　蟾酥取真的，一钱五分　白术蛤粉炒　宣黄连去芦，各二钱　尖槟榔一钱

上各味精制为细末，用陈米粉丸如粟米大。稀粥或米汤吞送下三分或四分，如神效验。

金不换三七经验仙方（附）

三七出自粤西，惟右江南等州蛮夷地，名为最。产于险峻山谷之间真。味似人参，每茎上七叶，下三根，故名三七。重拟良金，又名金不换，又名血见愁。专治血归经

络，效最莫比。今将治法开具于后。

治金刃箭伤、跌跋伤损、血出不止。自嚼少许，罨①患处即愈。

治妇人赤白带下。每服用一钱，研末，温酒送下。

治吐血。用一钱自嚼，茅花煎汤，或米汤送下。

治男、妇伤寒、口齿不开。将生姜擦齿，用姜汤调三钱服。

治妇人产后败血作疼。用一钱或五分，艾叶煎汤，老酒研末送下，自嚼亦可。

治男、妇被打伤，青肿不消。用一钱嚼细，涂患即消。

治男、妇害眼，十分沉重不开。用一钱嚼烂涂眼外，一宵即愈（《医鉴》云：水磨涂眼眶）。

治男、妇红白痢疾。用一钱研末，木香、黄连煎汤或米泔水送下。

治蛇伤虎伤。用一钱磨细酒送下，余嚼涂患立效。

治畏人下蛊毒。先嚼一钱，遇毒即返，神效。

治男、妇喉疯，单双鹅头。用一钱为末，盐酒送下。

治男、妇心气疼痛。量年久近，用二钱或一钱为末，温酒调下或自嚼，酒送下亦可。

治小儿痘疹。用一钱，蜜水滚热服下。

治男、妇血淋。用一钱，灯草姜汤送下。

治妇人血山崩。量年远近，研末一钱，用淡白酒或米

---

① 罨：覆盖，敷。即用温布罨在伤口上。

汤服一二次即愈。

治肠红下血。用四物汤加三七五分服最效，或用槐角煎汤，或空心用温酒服。

治杖伤或刃破瘀血。取三七随伤大小咀嚼罨之即愈。行杖时先服一钱亦可，使血不冲心。杖后尤宜屡服之。

治男、妇生无名肿毒，或痈疽等疮疼痛不止。一二钱研细涂上，痛即止。或初成或未成，以好米醋磨涂即散。

牙床肿痛，因食辛热之物致以下牙床肿痛，属手阳明之药（二百零一）

当归　黄连　生地黄　升麻各三分　牡丹皮　防风白芷各二分半

上用水一碗半煎至七分，食后服。

擦牙散（二百零二）

细辛　石膏　故纸　熟地黄　地骨皮各一两六钱　龙骨二两　防风　旱莲草　青盐　当归　猪牙皂各一两　川椒白芷各六钱　没石子一对　香附子六钱

痢症药（附）

当归身酒洗，一钱　川芎一钱五分　白芍药酒浸，一钱五分　熟地黄酒洗，一钱　人参一钱　白术米泔水浸一宿，剉片土炒五分　干姜炒黑，三分　陈皮去白，五分　升麻三分　实条黄芩炒，一钱　槐花炒，一钱　阿胶炒成珠，八分　砂仁三分甘草炙，五分　黄芪蜜炙，一钱五分

上用姜三片，枣三枚，水一碗半煎至七分，空心服，渣再煎服。

痢方（附）

凤尾草八两，要近水者佳　龙凤藤四两　鸭脚金星草三两
车前草二两

上四草俱端午日取者神效。五月内取亦效，余月不效。取来阴干，俱剉为粗末，听①后开制。度如病急，生草煎服亦效。

如肚疼（附）

当归一两五钱　砂仁一两　木香五钱　赤芍药五钱

上四味共用水四大碗煎至一碗半，去渣，将汁拌前四草晒干。再拌以前药汁尽为度，晒极干，磁罐收贮。如用时每服五钱，水一钟入铜杓内浸少刻，搅令匀，放火上煎二滚，俱要滚到中心，即取起滤去渣。渣②再用水一大钟煎至中心五滚，滤渣饥服。

如后重用（附）

滑石末炒，一两五钱　枳壳五钱　槟榔五钱　芍药生，五钱　黄芩五钱

上晒干煎服，俱如上法。

如白痢（附）

白术一两　白茯苓一两　滑石炒，一两　陈皮一两

如红痢（附）

当归一两五钱　川芎一两五钱　桃仁一两

---

① 听：意"随"。

② 渣：原脱，据杨本补。

如红白相兼（附）

当归七钱五分　川芎七钱五分　桃仁七钱五分　沙滑石五钱　陈皮五钱　苍术五钱

如白痢久，胃弱气虚，或下后未愈减者用（二百零三）

黄芩三钱五分　黄连三钱五分　芍药三钱五分　黄芪五钱　陈皮二钱　砂仁二钱五分　白术七钱五分　白茯苓五钱　干姜火炙，二钱五分

如红痢久，胃弱血虚，或下后未愈减者用（附）

黄芩二钱五分　黄连二钱五分　当归五钱　川芎五钱　陈皮五钱　熟地黄五钱　白术七钱五分　阿胶珠五钱

如血痢用（附）

当归　川芎　桃仁　生地黄　槐花　炒黑干姜　陈皮各五钱　阿胶珠　白术　炒侧柏叶各七钱五分

如赤黑相兼，仍小便赤涩（附）

木通　泽泻　茯苓各一两　山栀五钱

附：如痢久而后重不去，此大肠坠下用。一方以橘叶煎汤蒸之效

条芩　升麻各二两

附：如呕吐，食不下用。

石膏一两五钱　山栀仁炒，五钱　陈皮　软白扁豆各一两
上晒拌，煎服，悉同上法。

此方妙甚，但难于得药，与仓卒未易制耳。许龙山尝称其以半剂医一噤口痢，余曰何谓半剂？曰：止服一次，

卷
五

一八三

持去渣不与服也，恐难卒办。后金华散亦妙。

金华散（二百零四）

专治红、白痢疾久不愈者，服之神效。

椿白皮一两，臭者佳，去粗皮，取皮向东南者　松花三钱
地榆二钱　干荷叶二钱，用贴水叶，去边留中，阴干

上四味各为极细末，每服三钱。红痢，蜜调。白痢，黑砂糖调。红白相杂，蜜与砂糖调。后加温汤少许，空心服。忌面食、荤腥、油腻物。

此方南郡织造牛内相，每以施人，亦不知其为异也。己未岁，临淮侯太夫人年已七旬，偶患噎口，饮食不能进者，三五日矣。子孙为治后事，牛织造闻之，馈以前药。初服即觉少解，再服而愈矣。

疟方（附）

人参五分，如虚加七分，或加一钱　白术有汗二钱，无汗一钱　白茯苓　柴胡有汗一钱，无汗二钱　甘草炙，腹胀三分，不胀不用　半夏姜制，七分　草果有食五分，食多七分，无食不用　黄芩酒炒，寒热均七分，寒多五分，热多一钱　薄桂二分　煨生姜寒热均三片，寒多五片，热多不用

上用水一钟半煎八分，临发前空心温热服。感轻一服，感重二三服。不拘男女老幼，四五年老疟无不效者。药皆平平，但君臣佐使得宜耳。

此方余试之，妙在审证的确，加药即应手而愈。尝医一日间疟，调寒热均，服三剂不效，细询乃热多于寒也，

改服三①剂痊愈矣。

又疟方（附）

陈芽茶一两　白扁豆一两，炒。各为极细末　飞罗极细面二两，炒黄色　南星选极大者，二个

上将二南星根上各挖开一孔，取白砒四钱，研为末，装入孔内，两星孔口相对，合用线札定，泥封固，炭火煅存性。取出研为细末，共前药和匀。每临发日，空心，用茶调。大人服四分五厘，未冠者止服三分，十岁以下者止二分，六七岁者一分五厘。量人虚实大小增减。惟妊妇不可服，慎之慎之。

范屏麓主应天试，出场称徐宾吾带药末一钱，愈三疟疾。其方出宁国许上舍，余走书恳得之，即此方。若嫌其峻厉，备之以应下人亦好，吾侪专用前方可也。

松梅丸方

松脂细末一斤。买通明洁净松脂，拣去杂物，用长流水煮，以铜锅用桑柴为薪煮化，捞去杂物，将冷水加入釜中，捞起如造糖一样，搭于木椿扯跌待冷硬。如前再煮，再扯跌，三次。即用桑柴火、炭火，淋汁再煮三四次。却入无灰酒煮化，入冷水，取起如前扯跌冷硬。换酒再煮，如是酒煮六七次。又用长流水再煮三四次，扯跌色白，味不苦涩为度。研末，秤足一斤为一料。

怀庆干生地黄十两，去浮水并梗硬者不用。将好酒浸三日夜捞起，同制熟乌梅肉入石臼内捣膏极烂如泥。

---

① 三：杨本作“二”。

净乌梅肉六两。将乌梅一二斤，捣损去核。用温水洗三次，晒极干，秤足六两净。用酒拌，蒸五次。同生地黄捣半日，极烂。即将松脂细末徐徐入膏内，一面捣一面慢慢加入松脂，捣五六千下，看软硬得宜为丸。硬则少少加酒再捣，软则擦和为丸。

凡为丸如梧桐子大，每早空心服二钱。饮酒者，酒送下；不饮者，米汤、盐汤送下。渐渐加入一分，加至二钱五分止。

加味滋阴大补丸（二百零五）

主养血，养气，滋肾水，固元阳，添精髓，壮腰膝，润肤体，育心神。久服多子，驻颜延年。

甘州枸杞子择去枝蒂，酒拌蒸，四两　沙苑蒺藜酒洗，蜜酒拌蒸，三两　当归身酒洗，二两　人参去芦，一两　黄芪蜜炙，二两　山药人乳拌晒三次，二两　白茯苓去皮，漂去筋膜，人乳拌晒三次，二两　山茱萸水洗去核，童便拌晒，二两　牡丹皮酒洗去心，二两　怀生地黄酒洗，二两　怀熟地黄酒洗，二两　天门冬水洗，去心，二两　麦门冬水洗，去心，二两　黄柏用秋石入酒炒褐色，一两五钱　知母用秋石入酒炒褐色，一两五钱　龟板酒洗，酥炙，二两　杜仲去粗皮，姜汁炒断丝，二两　牛膝去芦，酒洗同黑豆蒸三时，去豆，二两　补骨脂酒浸蒸，二两　鹿角胶四两　菟丝子水淘去沙，酒浸蒸，捣成饼，焙干，二两　肉苁蓉酒洗酥炙，一两五钱　锁阳酒浸酥炙，一两五钱　虎胫骨酒浸酥炙，二两

上各为细末，先以角胶用无灰好酒镕开，和炼蜜为丸如梧桐子大。每服三钱，空腹微盐汤送下，温酒亦可。

参术启脾丸（二百零六）

主补脾胃，益元气，壮精神，化痰涩，灵饮食，久服肥健延年。

人参去芦，二两　白术麸皮炒，四两　黄芪蜜炙，二两白茯苓去皮，二两　山药微炒，二两　甘草炙，五钱　陈皮去半白，一两　黄连炒，八钱　法制半夏一两　砂仁一两　神曲炒，五钱　白芍药炒，一两五钱　山楂肉一两　藿香水洗，三钱麦门冬炒，取末五钱

上各为细末，炼蜜为丸如梧桐子大。每服二钱，白汤下，空腹食远皆可服。

以上二方，宁波府鄞县医生钱雷送呈。

固齿，乌须，补肾，兼治牙疼方（二百零七）

当归一两，酒浸洗　川芎一两，水泡洗　熟地黄一两，酒浸洗　白芍药一两，纸包煨　川牛膝一两，去芦，酒洗　甘枸杞一两　香附子一两五钱，盐水浸透　荆芥穗八钱，洗净　雪白石膏一两五钱　青盐一两

上十味，共为细末，用瓷罐或铅盒收贮。每早鸳鸯手擦牙，久漱药水或吐或咽下①，到老不疼不落，甚妙。

又治牙疼煎药方（附）

羌活　独活　柴胡　桔梗　甘草　川芎　细辛　石膏大黄煨　赤茯苓　黄芩酒炒　山栀子炒　黄柏炒　黄连酒炒连翘　升麻　前胡

---

① 下：原脱，据杨本补。

上十七味等分，每剂用生姜一片，灯心十余根，水一钟半煎七分，食远温服。

羊肝饼（二百零八）

专治小儿惊积，左胁下有块。女人血瘕，发热瘦弱。若积块在右为食积，宜贴阿魏膏，不宜吃此饼。

黑羯羊肝一具，去筋膜，切成方寸块，中间割开相连　白术一两，小米泔浸一宿，切成咀，陈壁土炒黄色，为细末，一两　左顾大牡蛎一个重一斤者，炭火煅通红，候冷为细末，一两　真黄蜡一两，溶化开入前药，二味搅匀，乘热成饼，照肝块数目，如肝块大，其饼重二钱，小者重一钱五分

上将蜡饼夹于肝内，用竹叶包裹，以线缚之，入新沙锅中，以水掩一寸，入粟米五六合，煮以米熟为度，候冷去竹叶，任小儿食之。一颁二三块，夏月将饼系于井中勿令色变味臭，小儿不肯食也。重者不过一肝二肝，轻者数块则热止，七日后则积消腹软矣。

治天疱①疮（二百零九）

用小红枣一枚，入砒一钱，烧糊为末，入水花朱②三分。初发井花水调付③。破者干掺，掩者揭盖点入，神效。

治眼方（二百一十）

迎风流泪，一切患眼疾，无不效者。

---

① 疱：原作"泡"，据《提纲》改。
② 水花朱：即轻粉也。
③ 付：即外涂。

黄连三两　黄芩二两　黄柏

上用水一碗浸二宿，将好炉甘石六两，炭火烧红，淬水九次，埋土五七次，取起，研净末二两，用珍珠、朱砂、玛瑙、海螵蛸各五分，冰片、麝香各二分，朴硝一分，细研点眼，精妙入神。

洗点眼（附）

用黄连、防风等分，浓煎取膏，再入芒硝、白矾等分澄清去汁，仗者点眼妙。

洗眼神效（附）

五月五日午时，取银杏叶阴干，每用十片。将无根水一钟煎至八分，净器收起，值日洗面，后即温此水洗目，不致间断，洗及一年，盲者复明。

洗目日期

正月初八；二月初十；三月初五；四月初一；五月初五；六月初七；七月初八；八月初八；九月初十；十月初十；十一月初九；十二月二十一；闰月如前月日期。

法制陈皮（二百一十一）

如陈皮四两（去白），用人参一两，青盐五钱，柿霜二钱，甘草二钱，乌梅二钱，一方用秋石一两。

除陈皮，余药水煎去渣，取汁浸皮，其渣再煎，取汁浸尽，焙干用。

又方（附）

能解气宽郁，止嗽。

如广陈皮一斤（润去白），用甘草四两，乌梅肉四两，青盐四两，如咳嗽用诃子一两。

上药用水四碗，煎至三碗，澄清晒干，清晨用。

消毒方（二百一十二）

番木鳖一钱，油炒　乳香七分，炙去油　木香七分　麝香五厘　川山甲一钱，炙酥

上药共研细末，或为丸。壮年者二次服，寡弱者作三次服。

敷肿毒方（附）

无壳蜒蚰　万年灰　鲜鱼

共捣烂，涂患处即愈。

治寒温等疮（二百一十三）

飞丹四钱　黄连五钱　苍术五钱　松香五钱　儿茶一钱轻粉五分

上为极细末，用生葱头十根捣烂，加香油调如膏。用梓树叶摊，以隔叶贴，一二日再换。如痛者加乳香、没药各五分，先用桑叶、葱头煎汤，候温洗净，贴膏。

浒堂跌闪损折药方（二百一十四）

乳香　没药各一钱　大黄二钱　巴豆肥人二粒半，瘦人一粒半

上为细末，或炼蜜为丸，或末调服。服时用姜三片，桃仁十粒（去皮尖），葱白连须三根，共捣碎，入好酒一钟，和匀去渣。待五更，热酒调服前药，再用好酒尽量饮之。或见血片或见黑水为效，即以红米温粥止之。

又方下瘀血（附）

归梢　川芎　赤芍　乌药　苍术　青皮　陈皮　枳壳
红木　红花　桃仁　肉桂　大黄

水二钟，煎八分，空心服，渣再煎。

跌损方（附）

用猴姜为末，和老米饭捣烂罨患处。

清金益寿丹（二百一十五）

玄参三两，用坚实去梢，水洗净，风干，为细末　贝母二
两，大者以水洗净，去心　五味子五钱，用北新鲜者　柏子仁
五钱，以井水浸，去油，再以水净之　桔梗一两，用米泔洗，去
头梢，风干　丹参二两，去根梢，忌铁器，杵为末　麦门冬四
两，大者洗净，去心，风干　白茯苓二两，云间白者，以人乳浸，
风干　蒲黄一两，以五钱生用，以五钱以新瓦微炒　朱砂一钱
五分

上为末，留柏子仁随末同研，炼蜜丸如龙眼大，以金
箔为衣，五更时嚼一丸，或午后夜饭后亦可。

鸡苏饼（二百一十六）

清上焦，润咽膈，生津液，化痰，降火，止嗽，能醒
酒、解酒毒。

鸡苏薄荷净叶，三两　紫苏叶五钱　白葛粉一两　乌梅
肉二两五钱，另研如泥　檀香二钱　硼砂五钱　柿霜四两　白
冰糖八两

上为极细末，入片脑一分五厘，再研和匀，入炼蜜得
中，印成樱桃大饼子。每服一丸，嚼化不拘时。

治产后心风（二百一十七）

为之神不守舍，发癫狂者。

甘遂三钱　朱砂二钱

猪心血为丸，金箔为衣，老酒下。

产后恶露不通几死者，急用家下灶内锅脐黑霜，刮来热酒吞下。如无好酒，短水白酒亦可，一炷香时即下。忌口要紧。（附）

产后尿胞坠落者。用松脂一斤，捣碎，好酒四碗煎作二碗，作三四次服，即愈。（附）

治痢（二百一十八）

用木香、黄连等分为末，蜜丸如梧桐子。以陈米汤，空心肚服二三十丸，日再服，极效。

久痢不愈（附）

用广木香方圆一寸，川黄连五钱，锉碎，用水一钟半入前药煎至水干，去黄连碎锉，焙干为末，分作三服。一服陈皮汤下，次服陈米汤下，三服甘草汤下，痊愈。

又方（附）

用生姜一两，细切如麻豆。好茶一两，以水三碗煎至二碗听服之，极效。

血痢（附）

用好干姜烧乌为末。每服一钱，米饮下。

治遍身疯痛（二百一十九）

用白凤仙花树①煎汤，汤内加老酒一二镟②，汤用多，浴，汗出即愈。

治遍身走疯（附）

光乌三钱，炒　白芷一钱五分，炒　香附一钱五分，炒　独活一钱五分

上为细末，临卧时温酒调下前药末，每用五分，闭口勿令泄气，药尽则愈。

治痘毒（二百二十）

用生白果捣烂，不拘多寡，加黄丹一二钱，罨之即愈。

治痞积（二百二十一）

矮牛膝根二两　蝦蟆酸草一两　沉大麦一两，炒焦黄色，加酒药五钱，同炒

用好生酒二碗煎，将好再加大酒③二碗，共煎成二碗，将雄黄末一钱入药服。渣再煎，加好酒三碗。

治便毒（二百二十二）

用槐米炒黄为末，鸡蛋清调敷。即以管仲④二两（到），青盐一钱二分，好水酒煎，空肚服。

---

① 树：通"株"。量词。《隋书·礼仪志七》："皇后首饰，花十二树。"

② 镟：温酒器。元戴侗《六书故》："镟，温酒器也。旋之汤中以温酒。"

③ 大酒：即醇酒。宋代称冬腊酿蒸，候夏而出者为"大酒"。

④ 管仲：即贯众。

便毒不收口（附）

用乌鱼尾贴之，日换二次即愈。

治疟证（二百二十三）

若日日来者，用胶枣一枚，去核，入蓖麻子仁三粒，清心温酒嚼下。如间日者，加麻仁二粒。如三四日者，如例加之为妙。

治①小便不通，诸药不效（二百二十四）

闷乱欲死者，急以甘遂五钱为细末，用凉水调如膏，敷脐下丹田穴。再以甘草节五钱，煎汤垂服，汁至脐下即通矣。此急救之良诀也。

治牛中暑（二百二十五）

用胡麻苗捣汁灌之即愈。无苗即用麻子三四两，捣烂，和井水调匀，灌之。

史国公百病无忧药酒（二百二十六）

专治风痰，半身偏枯，手足拘挛，不堪行步。若饮一升，手能梳头；服二升，足能屈伸有力；服三升，语言舒畅，行步如故；服四升，肢体通暖，百节遂和，举步如飞。其效如神。

防风二两，去芦　秦艽二两　当归三两　萆薢三两　羌活三两　鳖甲二两，酥炙　川牛膝二两，去芦　虎胫骨二两，酥炙　白术二两　油松节二两，槌碎　杜仲三两，姜汁拌炒，去丝　晚

医
便

一
九
四

---

① 治：原脱，据上下文补。

蚕砂三两，炒黄色　　苍耳子四两，槌碎　　干茄根八两，饭上蒸

枸杞子五两，炒

　　或用加乌头尤妙。

　　上㕮咀，布袋盛贮，用好酒三十五斤，以坛装，将药入坛内浸之，密封坛，浸十四日，入水锅煮熟，入土埋三日夜，去火。每清晨、午后各服五七钟，大有补益，老年染患尤宜。

总 书 目

医 经

内经博议

内经精要

医经津渡

灵枢提要

素问提要

素灵微蕴

难经直解

内经评文灵枢

内经评文素问

内经素问校证

灵素节要浅注

素问灵枢类纂约注

清儒《内经》校记五种

勿听子俗解八十一难经

黄帝内经素问详注直讲全集

基础理论

运气商

运气易览

医学寻源

医学阶梯

医学辨正

病机纂要

脏腑性鉴

校注病机赋

内经运气病释

松菊堂医学溯源

脏腑证治图说人镜经

脏腑图书症治要言合璧

伤寒金匮

伤寒大白

伤寒分经

伤寒正宗

伤寒寻源

伤寒折衷

伤寒经注

伤寒指归

伤寒指掌

伤寒选录

伤寒绪论

伤寒源流

伤寒撮要

伤寒缵论

医宗承启

伤寒正医录

伤寒全生集

伤寒论证辨

伤寒论纲目

伤寒论直解

伤寒论类方

I

III

卫生编

袖珍方

仁术便览

古方汇精

圣济总录

众妙仙方

李氏医鉴

医方丛话

医方约说

医方便览

乾坤生意

悬袖便方

救急易方

程氏释方

集古良方

摄生总论

辨症良方

活人心法（朱权）

卫生家宝方

寿世简便集

医方大成论

医方考绳愆

鸡峰普济方

饲鹤亭集方

临症经验方

思济堂方书

济世碎金方

揣摩有得集

亟斋急应奇方

乾坤生意秘韫

简易普济良方

内外验方秘传

名方类证医书大全

新编南北经验医方大成

临证综合

医级

医悟

丹台玉案

玉机辨症

古今医诗

本草权度

弄丸心法

医林绳墨

医学碎金

医学粹精

医宗备要

医宗宝镜

医宗撮精

医经小学

医垒元戎

医家四要

证治要义

松厓医径

扁鹊心书

素仙简要

慎斋遗书

折肱漫录

丹溪心法附余